ESQUISSES D'HYDROLOGIE HISTORIQUE

1re SÉRIE

Docteurs CABANÈS *(de Paris)*
ET
R. MOLINÉRY *(de Barèges)*

Mgr le Duc du Maine et Madame de Maintenon

AUX EAUX DE BARÈGES (1675-1677-1681)

NOTES — DOCUMENTS

ESTAMPES — GRAVURES

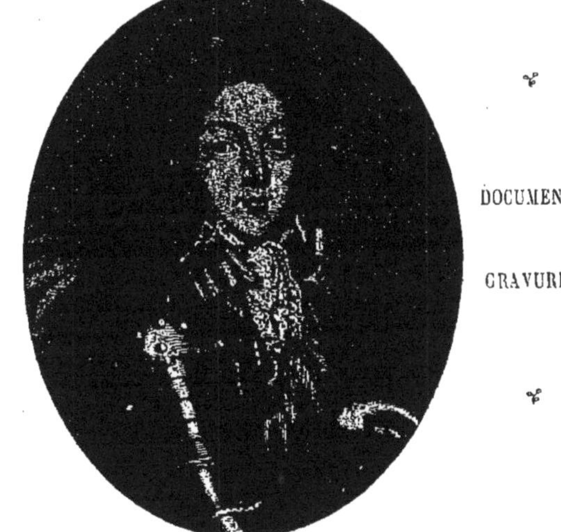

CHEZ LES AUTEURS

PARIS
15, rue Lacépède.

1917

BARÈGES
Villa Alice-Blanc.

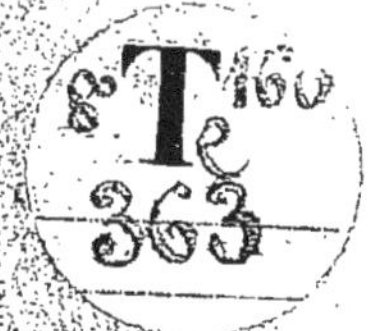

ESQUISSES D'HYDROLOGIE HISTORIQUE

1re SÉRIE

Docteurs CABANÈS (*de Paris*)

ET

R. MOLINÉRY (*de Barèges*)

Mgr le Duc du Maine et Madame de Maintenon

AUX EAUX DE BARÈGES (1675-1677-1681)

NOTES — DOCUMENTS

ESTAMPES — GRAVURES

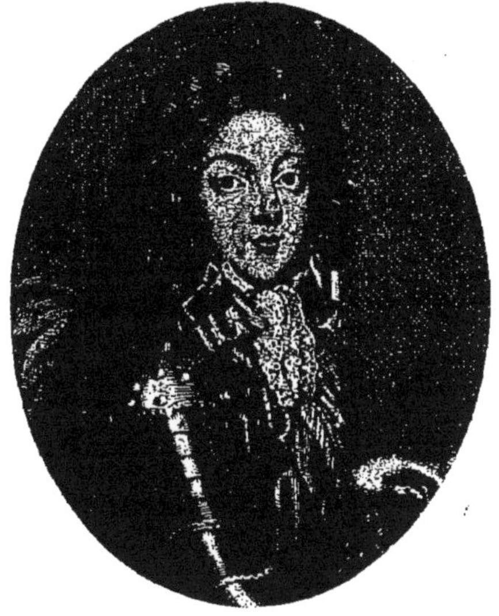

CHEZ LES AUTEURS

PARIS — BARÈGES

15, rue Lacépède. — Villa Alice-Blanc.

1917

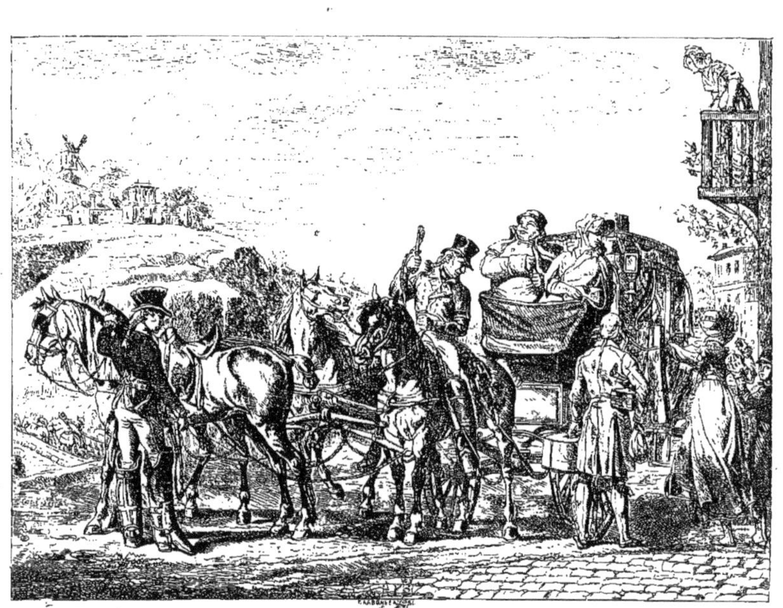

Lith, de Carle Vernet.

LES ANGLAIS EN VOYAGE.

Collection du Dr M[illegible].

ESQUISSES
D'HYDROLOGIE HISTORIQUE

Le duc du Maine : sa maladie, ses trois séjours à Barèges,

par les Drs Cabanès et R. Molinéry (*de Barèges*).

Bien que, sous François Ier et Henri IV, les bains de Barèges aient joui d'une certaine réputation, il ne paraît point que leur vogue ait dépassé la ceinture des « vics » qui l'environnent (1).

Les analyses de Duclos, les promenades botaniques de Tournefort et Fagon, l'arrivée du duc du Maine et de Mme de Maintenon, accompagnés d'une nombreuse suite, allaient révéler au monde les propriétés bienfaisantes des eaux thermales du groupe ouest-pyrénéen, et en particulier les sources sulfurées de Barèges.

*
* *

Personnage de second plan et du ton de ces vieux pastels dont la couleur, déjà douce, semble avoir pâli encore sous l'estompe du temps ; d'une enfance souffreteuse, d'une intelligence remarquablement précoce, mais qui ne tint peut-être pas tout ce qu'elle promettait ; d'une vie d'autant plus retirée et austère que la duchesse du Maine, la reine de Sceaux, mena une existence plus brillamment frivole ; mari foncièrement religieux, égaré auprès d'une femme vrai prototype de la société du XVIIIe siècle, le duc du Maine, par son attachement, payé de retour (*a*), à sa gouvernante Mme de Maintenon, par la volumineuse correspondance dont il fut l'occasion, le prétexte ou le destinataire, par le petit problème, enfin, qui s'attache à la maladie dont il fut atteint, le duc du Maine mérite de retenir quelques instants l'attention du curieux, du psychologue et de l'historien.

I

Deuxième fils de Mme de Montespan et de Louis XIV, « fils de la personne et non de la royauté », le duc du Maine naquit en 1670.

Les circonstances qui entourèrent sa naissance, le mystère dont les mœurs du temps se faisaient complice, nous ont valu une curieuse relation de Bussy-Rabutin. Nous ne résistons pas au plaisir de la citer (2) :

---

(1) Vics : villages bourgs.

(2) Nous l'empruntons à l'ouvrage de l'un de nous, *le Cabinet secret de l'Histoire*, t. I, pages 202 et suiv.

(a) Cf. *Appendice*.

... Quelque temps après que M. de Montespan fut exilé dans ses terres par ordre du roy, pour avoir donné un soufflet à Mme de Montespan, qui, ayant pris goût aux caresses du roy, ne pouvait plus souffrir celles de son mari et ne lui voulait plus rien accorder, Madame sa femme devint grosse ; et, quoiqu'elle s'imaginât bien que tout le monde savait ce qui se passait entre le roy et elle, cela n'empêcha pas qu'elle n'eût de la confusion qu'on la vît en l'état où elle était. Cela fut cause qu'elle inventa une nouvelle mode, qui était fort avantageuse pour les femmes qui voulaient cacher leur grossesse, qui fut de s'habiller comme les hommes, à la réserve d'une jupe sur laquelle, à l'endroit de la ceinture, on levait la chemise que l'on faisait bouffer le plus qu'on pouvait et qui cachait ainsi le ventre.

Cependant, le temps des couches de cette dame approchant, le roi se retira à Paris, où il n'allait que rarement, espérant qu'elle y pourrait accoucher plus secrètement que s'il demeurait à Saint-Germain, où il avait coutume de demeurer.

Le terme venu, une femme de chambre de Mme de Montespan, en qui le roi et elle se confiaient particulièrement, monta en carrosse et fut dans la rue Saint-Antoine chez le nommé Clément, fameux accoucheur de femmes, à qui elle demanda s'il voulait venir avec elle pour en accoucher une qui était en travail. Elle lui dit en même temps que s'il voulait venir, il fallait qu'on lui bandât les yeux, parce qu'on ne désirait pas qu'il sût où il allait. Clément, à qui de pareilles choses arrivaient souvent, voyant que celle qui le venait quérir avait l'air honnête et que cette aventure ne lui présageait rien que de bon, dit à cette femme qu'il était prêt à faire tout ce qu'elle voudrait ; et s'étant laissé bander les yeux, il monta en carrosse avec elle, d'où étant descendu après avoir fait plusieurs tours dans Paris, on le conduisit dans un appartement superbe où on lui ôta son bandeau.

On ne lui donna pas cependant le temps de considérer le lieu, et devant que de lui laisser voir clair, une fille qui était dans la chambre éteignit les bougies ; après quoi le Roy, qui s'était caché sous les rideaux du lit, lui dit de se rassurer et de ne rien craindre. Clément répondit qu'il ne craignait rien, et s'étant approché, il tâta la malade : voyant que l'enfant n'était pas encore prêt à venir, il demanda au roy qui était auprès de lui, si le lieu où ils étaient était la maison de Dieu, où il n'était pas permis de boire ni de manger ; que pour lui, il avait grand faim et qu'on lui ferait plaisir de lui donner quelque chose. Le roy le servit lui-même à boire et à manger.

Puis, Clément ayant fait ce qui était de son métier, le roy lui versa lui-même à boire ; après quoi, il se remit sous le rideau du lit, parce qu'il fallait allumer la lampe, afin que Clément vît si tout allait bien avant de s'en aller. Clément ayant assuré qu'elle n'avait rien à craindre, celle qui l'était allé quérir lui donna une bourse où il y avait cent louis d'or. Elle lui rebanda les yeux après cela ; puis, l'ayant fait remonter en carrosse, on le ramena chez lui avec les mêmes cérémonies, je veux dire après qu'on lui eût fait faire plusieurs tours dans Paris, comme on avait fait en l'amenant....

Rien dans ce récit ne se rapporte à la complexion du jeune nourrisson. « Bien que le travail fût assez rude, quoiqu'il ne fût pas bien long », nous ne voyons pas que l'habile accoucheur ait eu à appliquer « les mains de fer » qui, vraisemblablement, tout comme notre forceps, devaient parfois causer des paralysies obstétricales.

Serons-nous mieux renseignés en parcourant soit les mémoires

LOVIS AVGVSTE DE BOVRBON
LEGITIME DE FRANCE Prince Souuerain de DOMBES
DVC DV MAINE, Colonel General des Suisses, & Grisons, General
des Galeres de France Gouuerneur Et Lieutenant General pour Sa
Majeste En Languedoc, pourueu en 1682. Le Prince Nacquit le 31.e
de Mars, 1670. & fut legitime Fils Naturel du Roy Louis le Grand, le
19.e de Decembre 1673, il fut fait Cheualier de Lordre En 1686, il a Suiuie
Monseigneur le Dauphin, dans le Palatinat Sur le Rhyn en 1688, Ou il a donne des
preuues de Sa Valeur, Au Siege & Prise de Philisbourg,
Auec Priuil. du Roi

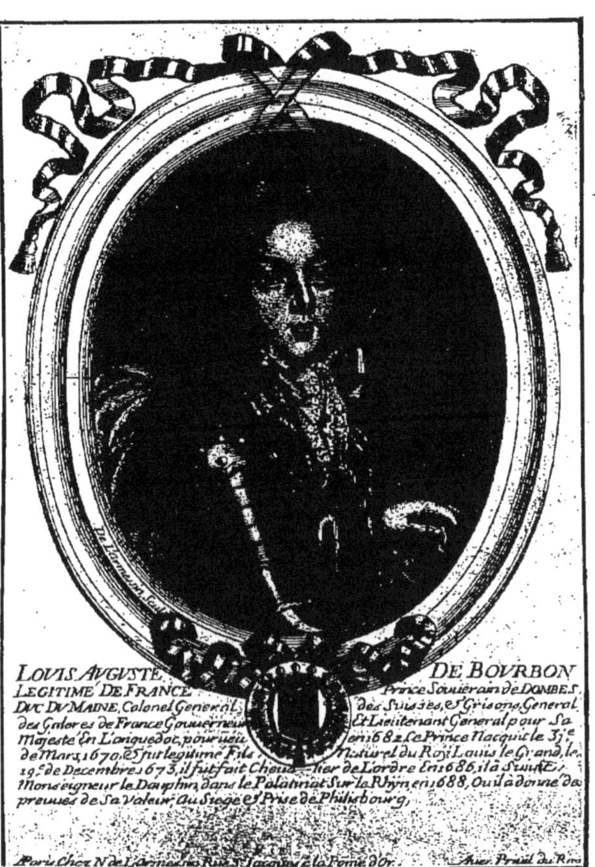

MGR LE DUC DU MAINE.

(*Collection du Dr* CABANÈS.)

du temps, soit la partie de la correspondance de celle qui n'est pas encore, *à cette date*, Mme de Maintenon ? Le rôle joué par Mme Scarron à la naissance des enfants de Mme de Montespan nous eût permis d'espérer d'elle quelques détails particuliers : nous avons eu le regret de ne pas les découvrir.

La veuve du poète avait rencontré Mme de Montespan chez la maréchale d'Albret : de là l'origine de leur liaison. Cependant, nous devons ajouter que, lorsqu'il fallut élever « les enfants demi-royaux », Colbert (1) et Louvois durent insister beaucoup auprès de Mme Scarron : un ordre formel du roi leva toutes les hésitations, calma tous les scrupules. Du reste, la tradition ne voulait-elle pas que, sans déroger, il fût permis de faire l'éducation des bâtards du trône ?

Dans une maison de la rue de Vaugirard (2), maison appartenant à Mme de Montespan et qui lui servait de résidence pendant ses séjours à Paris (3), Mme Scarron vint déposer, « tremblante de frayeur », son précieux fardeau.

Lauzun, l'homme de toutes les besognes, avait reçu, des mains d'une femme de chambre, le petit duc entouré de langes, au fond d'un carrosse, au coin du petit parc Saint-Germain ; celle qui, en véritable mère, va l'aimer et le soigner, fort anxieuse, attend : déjà, obscurément, *Bignette* (4) ne voit-elle pas les caresses, données au fils, dépasser leur but et aller droit au père ?...

*
* *

Des premiers mois du nouveau-né nous ne savons à peu près rien ; mais un texte doit nous retenir, une relation due à la plume d'une contemporaine :

Le duc, écrit Mlle d'Aumale, était donc *né droit et bien fait* et le fut jusqu'à trois ans, que les grosses dents lui percèrent et lui causèrent des convulsions si terribles qu'une de ses jambes se retira beaucoup plus que

---

(1) « Il n'y a pas lieu de s'étonner, dit l'historien P. Clément, de cette condescendance d'un des ministres les plus austères pour les faiblesses du roi, à une époque où Louis XIV montait, publiquement, dans le même carrosse, avec Marie-Thérèse, La Vallière et la Montespan, pendant que le peuple disait tout bas, en les voyant passer : « Voilà les trois Reines... » Il faut que le roi ait eu, jusqu'à un certain point, pour complices, les idées et les mœurs de son temps. » Sur le singulier rôle joué par Colbert, v. Dr Cabanès, *Cabinet secret*, 1re série.

(2) « C'est dans une grande maison, qui dépendait des Filles de Saint-Joseph (couvent auquel M^de^ de Montespan donnait 12 à 15.000 livres par an), que Mme Scarron, sa confidente, nourrissait en secret les enfants du souverain, dont on ne connaissait ni l'âge ni le nombre. » *Mémoires du P. Tixier*, cités par J. Lemoine et A. Lichtenberger, *Trois familiers du Grand Condé*. « Le Ministère de la guerre actuel occupe l'emplacement de ce couvent ». De Boislisle.

(3) Au moment de la naissance du duc du Maine, Mme Scarron garde les bâtards en secret, à tel point « qu'elle devient invisible pour ses meilleurs amis ». Cette maison, sise au carrefour de la rue de Vaugirard et du boulevard de Montparnasse, subsistait naguère encore, au n° 25 de ce boulevard. (De Boislisle).

(4) Petit nom d'amitié donné à Mme de Maintenon, enfant.

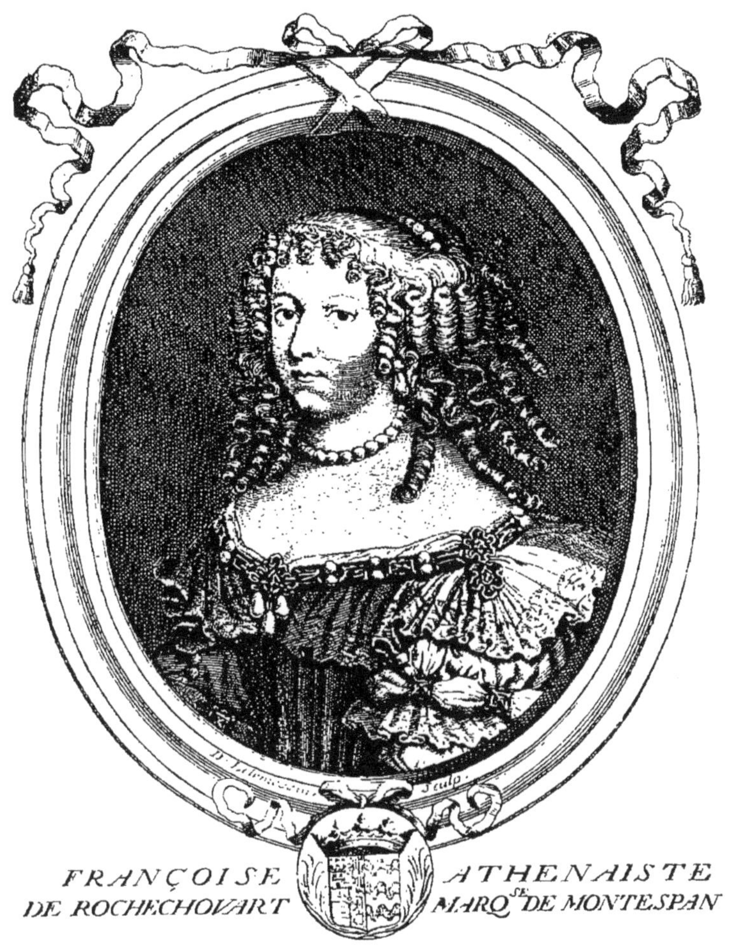

MADAME DE MONTESPAN.

(Collection du Dr CABANÈS).

l'autre. On essaya en vain tous les remèdes de la Faculté de Paris, après lesquels on le mena à Anvers, pour le faire voir à un homme dont on vantait et le savoir et les remèdes ; et comme on ne voulait pas que M. le duc du Maine fût connu, Mme Scarron fit ce voyage sous le nom supposé d'une femme de condition du Poitou : *marquise de Surgères*, qui menait son fils à cet empirique, dont les remèdes étaient apparemment bien violents (1), puisqu'il allongea la jambe de M. le duc beaucoup plus que l'autre ; mais il ne la fortifia pas et les douleurs extrêmes qu'il souffrit ne parvinrent qu'à la lui faire traîner (2).

Ces quelques lignes constituent une des maîtresses pièces du procès que nous nous sommes proposé d'instruire. Mais avant d'en arriver au voyage d'Anvers, citons brièvement l'opinion des auteurs au sujet de notre auguste malade.

On eût été bien surpris de ne pas voir SAINT-SIMON en cette affaire. Sans doute, le grand mémorialiste (3) ne perd jamais une occasion d'être plus que désagréable aux fils légitimés du Roi-Soleil. Sans doute encore, « il ne se dépèce point en excuses », — à nous servir d'une de ses vivantes expressions, — pour les mettre à leur place au-dessous des pairs (s'il l'avait pu !) : aussi son témoignage doit-il être accepté avec une certaine réserve.

« La nature l'avait fait pied-bot, pour vice d'humeur : » Saint-Simon semble donc dire que le duc était *né pied-bot* ; ou qu'il l'était devenu *à la suite d'* « *abcès froid* » : or, la relation de Mlle d'Aumale infirme nettement son dire.

Le marquis de SOURCHES, dont les cahiers étaient écrits dans le plus grand secret, est moins suspect que le « Duc et Pair » que nous venons de citer : il atteste que le duc du Maine était « naturellement estropié des deux jambes ». Témoin oculaire, il est difficile de récuser une pareille autorité ; la suite de cette étude nous apprendra ce qu'il en faut penser.

L'auteur du *Recueil de différentes choses*, LASSAY, souligne calomnieusement que « l'esprit de M. le duc du Maine est plus boiteux et plus de travers que son corps (4). ». En plus de la boiterie, voici une scoliose qui nous est signalée. Retenons le fait ; il a, nous le verrons, une certaine importance.

L'histoire de Mme de Montespan ne nous fournit aucun détail nouveau ; cependant, son historiographe, Pierre Clément, en amou-

---

(1) « Le duc avait souffert prodigieusement des remèdes qu'on lui avait faits à Anvers. Un abcès au derrière lui causait les douleurs les plus violentes. Ce ne fut qu'à force de temps et de remèdes qu'on vint à bout de l'en guérir. » D'AUMALE.

(2) Mlle D'AUMALE, *Souvenirs sur Mme de Maintenon*, 3 vol., édités et annotés par M. d'HAUSSONVILLE.

(3) Ne l'a-t-on pas appelé « l'incomparable ficheur... » ?

(4) Le général de Piépape, dans son ouvrage sur *la Duchesse du Maine*, s'élève contre cette assertion. Le duc est l'auteur d'un recueil de maximes, dont certaines n'auraient pas été désavouées par La Rochefoucauld. A l'opinion du général de Piépape nous ajouterons celle de Saint-Simon : « Mgr du Maine avait grande habileté à mener la parole et toutes sortes de conversations. » Pour le marquis d'Argenson, Maine était « un excellent conteur ».

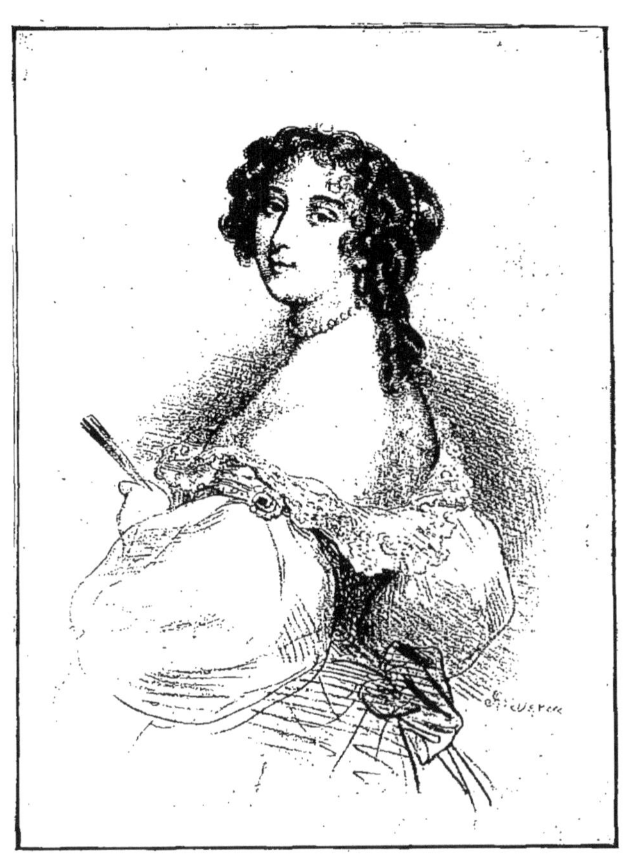

Mme Vve Scarron, plus tard Mme de Maintenon.
(Lithographie de Devéria, d'après l'émail de Petitot).
(*Collection du Dr Cabanès*).

reux de son « sujet », s'y étend avec complaisance; quant au petit duc, second fils de « Belle Madame », il se contente de nous dire qu'il était estropié, et rien autre.

Pour en revenir aux contemporains, le P. Tixier, un familier de Mme de Montespan, note brièvement : « J'ai vu le duc du Maine tout nu ; ce qu'il fait qu'il boite, c'est qu'il a le talon détaché du pied. » Inutile de souligner la grosse importance de ces quelques mots.

En 1902, notre excellent confrère, le Dr Bouriot (de Lourdes), soutenait sa thèse, devant la Faculté de Toulouse, sur « Barèges, son histoire et ses eaux ». Bien que fourmillant de matériaux curieux, son patient travail, qu'il nous permette cette légère critique, est, à l'égard du pauvre duc, rien moins que prolixe.

Sur le premier grand client de Barèges, il n'a qu'une phrase : « Chacun le sait, dit le Dr Bouriot, le duc du Maine était atteint de *coxalgie.* » Peut-être son diagnostic est-il juste, après tout. Attendons la suite pour en décider.

En ces tout derniers temps, l'un de nous, que ce problème avait déjà maintes fois préoccupé (1), écrivait : « Le duc du Maine était né pied-bot. » Et ailleurs : « Il paraît avoir été atteint d'abcès pottiques, notamment à la région sous-lombaire ou sous-coccygienne : « abcès au derrière », dit une relation de l'époque ; ces abcès récidivaient fréquemment et s'accompagnaient de fièvre. » Voici donc que le diagnostic se précise et qu'il est aiguillé vers la coxalgie dont, tout à l'heure, nous entretenait le Dr Bouriot.

N'est-ce pas, d'ailleurs, de Mlle d'Aumale que nous tenons qu' « un abcès au derrière lui causait les douleurs les plus violentes ? Ce ne fut qu'à force de temps et de remèdes qu'on vint à bout de l'en guérir ; encore n'en fut-il pas guéri radicalement. » A un autre endroit, le même écrivain relate :

> Mme de Montespan venait de faire faire de nouvelles épreuves sur M. le duc du Maine par un médecin anglais, en qui elle avait mis confiance. Toutes les drogues qu'il fit, en conséquence, avaler à ce petit prince avaient jeté, avec raison, Mme de Maintenon dans une étrange agitation et dans l'inquiétude la plus vive, par la crainte qu'elle avait que les suites n'en fussent préjudiciables.

Quel était ce médecin anglais ? Quelles étaient ces nouvelles épreuves ? Les lettres écrites par « Mme de Surgères » (2) vont nous édifier en partie.

Plus importantes et plus intéressantes pour nous seront celles que Mme de Maintenon (elle prit ce nom en 1676) adressait de Barèges au roi, à ses amis, à l'abbé Gobelin, à Mme de Montespan. Plus

---

(1) Cf. le *Cabinet secret* et les *Indiscrétions de l'histoire*, par le Dr Cabanès.

(2) Nous rappelons que ce fut sous ce nom que Mme Scarron fut à Anvers. Elle garda son pseudonyme dans son premier voyage à Barèges (1675).

attachants encore seront les détails que nous relèverons dans sa correspondance avec le gouverneur du duc, le marquis de Montchevreuil, au cours du troisième séjour du « petit mignon » à la célèbre station pyrénéenne.

*
* *

La première lettre que nous rapporterons est datée d'Anvers, 16 avril 1674 ; elle est adressée à Mme de Montespan :

Madame,

Notre voyage a été fort heureux ; le prince se porte aussi bien que la marquise de Surgères, tous deux également inconnus, tous deux très fatigués, tous deux fort surpris de ne pas trouver ici vos ordres... Le prince est assez gai ; il a bon appétit et dort tranquillement.

Du 20 avril.

Le médecin visita hier le prince ; il parla de fort bon sens sur son incommodité ; il est tel qu'on vous l'a dit : fort doux, simple, point charlatan. Demain, il commence les remèdes... il m'a promis de traiter le mal avec douceur. Il prétend que cela n'est *qu'un affaiblissement*. Le prince lui a dit : « Au moins, Monsieur, *je ne suis pas né comme cela*. Voyez maman, et papa n'est pas boiteux... »

Les autres lettres d'Anvers sont égarées.

Nous ne pouvons que relever le mot « affaiblissement » et confirmer la saillie du jeune prince par la relation de Mlle d'Aumale : « Le duc était né droit et bien fait, » etc.

Comment se termine cette année 1674 ? A son frère, le chevalier d'Aubigné, à l'abbé Gobelin, « son confesseur, son directeur, son ami, son homme d'affaires », Mme de Maintenon mande à diverses reprises : « Je me porte bien, et si M. le duc marchait, je serais fort contente d'eux. »

Puis la situation semble s'aggraver : « Le duc du Maine est toujours malade, mais je n'y vois point encore de péril. »

Apparaît une lueur d'espoir : « M. du Maine se porte beaucoup mieux. » Accalmie de peu de durée ; les inquiétudes renaissent : « Le pauvre petit duc aura de la peine à vivre, étant abandonné aux médecins comme il l'est. »

La chaleur de l'été paraît lui être favorable : « En août, M. le duc se porte mieux. Cependant sa guérison va très lentement. Il y a des médecins qui croient qu'il en a encore pour un mois. » Nos confrères commettaient une étrange erreur de pronostic ! Peut-être aussi ne devons-nous pas les en accuser, et penser que les désirs des illustres parents étant pour eux des ordres, leur sentence devait être favorable et l'heureuse issue promise à brève échéance.

Quoi qu'il en soit, une sorte de fièvre hectique ruine le petit malade, la cachexie le guette :

Le duc du Maine est un objet de pitié, il a la fièvre quarte et un grand rhume ; un abcès, ouvert au derrière, lui fait de grandes douleurs quand on le panse.

Tout cela ressemble fort à une *tuberculose* en évolution. Mais poursuivons nos investigations :

Le duc eut hier la fièvre, quoique ce fut son jour d'intermission ; je crois que ce fut par la douleur de sa plaie. Je ne sais ce qu'on doit espérer, mais le pauvre enfant est entre les mains des médecins et des chirurgiens ; la moitié (de son mal) suffirait pour le faire mourir.

Vers la fin du mois de décembre, « le petit comte » est fort languissant, et depuis quelques jours « il est confié à M. Sanguin ».

II

Le 28 avril 1675, la grande cour du château de Versailles est tout en émoi. Cavaliers, grandes dames, grands seigneurs, gourmandant les laquais en descendant de leurs chaises à porteurs, courtisans de toute volée vont, viennent, se pressent, se heurtent, s'affairent : Mme Scarron, sous le nom de Mme de Surgères (1), part pour Barèges avec le duc du Maine... Ce long voyage de 52 jours fut bien monotone, en dépit des fêtes et réceptions, et malgré les brimades dont l'abbé Daudin, qui était du voyage, fit tous les frais.

A peine arrivé à Amboise, le duc est pris d'un violent accès de fièvre et Fagon fait reposer son malade. Le 12 mai, il a trois nouveaux accès.

Halte à Poitiers. En cours de route, « Mme de Surgères se fait ouvrir les tabernacles des églises pauvres, qu'elle visite, et fait don de ciboires d'argent là où il n'y en avait pas » (2).

A Niort, les Ursulines offrent l'hospitalité à nos voyageurs.

A Cognac, dont le frère de Mme Scarron, le chevalier d'Aubigné, est le gouverneur, on prolonge le repos.

Un matin, au petit lever du duc, il y a grand bruit sous sa fenêtre. Sonneries de trompettes, ordres donnés, bruits de mousqueterie. « Une compagnie de jeunes enfants, habillés de bleu, faisaient l'exercice ; cela plut extrêmement au prince (3). »

Avec combien de regrets Mme Scarron abandonne Cognac, on le devine. Mais Blaye attendait le cortège et M. de Saint-Simon, père du duc et pair, « pamphlétaire, mémorialiste, ficheur », leur offrait une réception, qui fut trouvée la mieux du monde. De là,

---

(1) « Ce fut aussi sous le nom de Mme de Surgères que Mme Scarron fut à Barèges. » (Cf. d'Aumale, t. I.) Voir détails aux Addenda.

(2) *Id.*, *ibid.*

(3) D'Aumale, *loc. cit.*

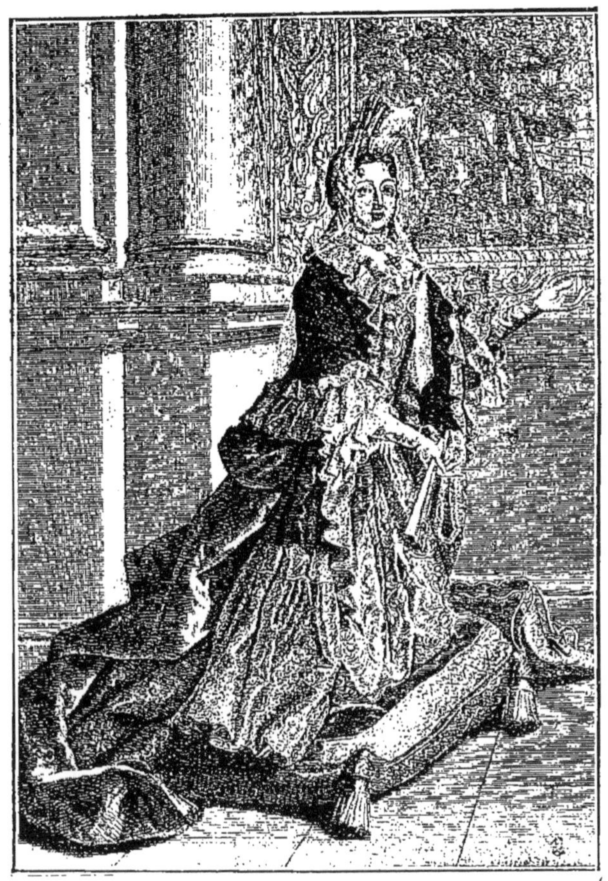

MADAME DE MAINTENON.

(*Estampe de* Mariette; *Collection* G. Mas).

un bateau, superbement paré, remontait la Garonne, au milieu de quantité d'autres bateaux, tous splendidement ornés.

Bordeaux est en vue. Les jurats viennent au-devant du fils du roi et, en de pompeuses harangues, assurent de leur fidélité et de leur amour le petit prince de 5 ans. Celui-ci répond avec une spontanéité qui saisit d'admiration tous ceux qui l'entendent (1).

Mais voici que violons et trompettes accordent leurs harmonies, et au milieu des ovations frénétiques de toute la population bordelaise, le duc du Maine et sa suite, accompagnés de cent carrosses, gagnent leur hôtel...

On brûle les étapes, on traverse au galop l'Aquitaine, on respire à Tarbes ; bêtes et gens prennent enfin un grand relai à Bagnères. Le maréchal d'Albret a préparé les logements (a), et bientôt le Dr de LA GUTTÈRE, « le plus ancien ministre des ondes et naïades » de Bagnères, est appelé auprès du jeune duc du Maine (2). Que ce digne praticien ait voulu retenir auprès de lui cet intéressant malade, la chose n'est point douteuse et nous aurons l'occasion d'y revenir.

Le cortège quitte Bagnères. Point de carrosses, point de chevaux pour traverser la vallée de Campan et gravir les pentes de Gripp ! Un pauvre chemin muletier serpente jusqu'au Tourmalet et du col descend à Barèges, le long du Bastan, avec une déclivité qui varie de 20 à 40 % (3).

Sept lieues séparent Bagnères de Barèges ; on dut les franchir en chaises à porteurs (4). Cotoyer des précipices, surplomber des torrents, franchir de petits gaves, dut représenter encore dix heures de voyage, avec bien des cris d'admiration ou d'effroi.

Nous avons cherché à retrouver la maison où, durant trois mois,

---

(1) V. *Correspondance générale de Mme de Maintenon*, par TH. LAVALLÉE.

(2) Grâce à ce client de marque, le nom de la Guttère se trouve sauvé de l'oubli. Ce médecin de la « grandissime station aimnsante » était un clinicien de valeur. En 1659, il dédiait à Mlle de Semur un travail sur les « bons effets des eaux de Bagnères » « (Biblioth. nat., Te 163198.) De la Guttère recommande de se purger avant de prendre les eaux. Pendant la saison, espérance de guérison, joyeuse société, jeu modéré. Si l'on dîne chez Hippocrate, ne pas souper chez Galien. « S'abstenir de fèves : j'entends cette défense au sens de Pythagore et non pas du vulgaire. Etant chose certaine et de ma propre expérience que beaucoup de maris et de femmes, à faute d'obéir à ce précepte, sont venus aux eaux et sont retournez à leurs maisons plus stériles qu'ils n'étaient sortis... La meilleure heure du bain est de 3 heures du matin à 9 heures. Je défends les 50 à 60 prises d'eau que font certains. Le bain opère dans la suite du temps... » La Guttère combat aussi certains préjugés, notamment celui de la saison : les eaux sont bonnes en tout temps ; celui d'accélérer la cure par une grande consommation d'eau dans la même journée (comme si l'on pouvait manger à un même repas pour plusieurs jours !)

(3) La belle route que suivent actuellement les automobiles, traversant le col du Tourmalet, offre, par moments, une inclinaison de 18 à 22 %.

(4) En 1765, un inconnu de Bordeaux, dont Mornet a publié le voyage inédit, écrit : « Dans la saison des eaux, ils (les habitants) gagnent quelque argent à traverser, de Bagnères à Barèges, les femmes et nombre d'impotents qui ont recours à eux. Ils les portent avec des brancards sur leurs épaules. Trente sous par homme les indemnisent suffisamment de sept lieues de marche... »

(a) Voir aux Addenda.

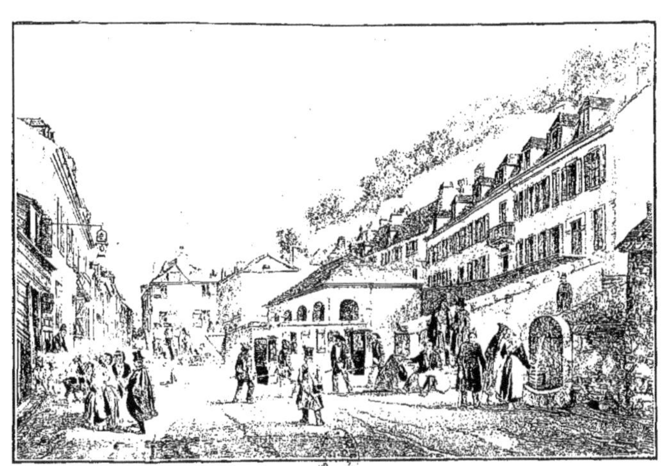

BARÈGES, SOUS LA RESTAURATION.
(D'après une lithographie de l'époque).
(Collection du Dr Cabanès.)

vont s'abriter les illustres baigneurs. Le 20 juin 1675, date de leur arrivée, Barèges comprenait vingt-deux à vingt-cinq cabanes, dont une seule, la maison MARUQUETTE, était recouverte d'ardoises. Sur les montagnes environnantes, quelques rares chaumières, « dont les aigles semblent avoir été les architectes ».

PICQUET, en 1789, signale que, dans « cette chaumière qui sert aujourd'hui de chai », la Vve Scarron passait son temps. BALLARD, en 1832, se contente de dire que la maison Maruquette était l'une des plus anciennes du pays et que Mme Scarron y passait son temps « à donner des soins à son élève, à filer, à écrire au roi les lettres qui préparèrent son élévation ». Beaucoup plus près de nous, le Dr GRIMAUD, qui a laissé de si vivants souvenirs à Barèges, situe la maison Maruquette sur l'emplacement occupé actuellement par la succursale de l'hôtel des Pyrénées. Nos recherches aux Archives Nationales nous ont permis de relever un document (dont l'un de nous fera état pour une étude ultérieure) (1), qui nous autorise à situer la maison Maruquette entre la maison DUPONT et la maison PASCALET. Ces trois maisons furent détruites par la terrible avalanche du 10 pluviôse an X. Or, ces trois maisons se trouvaient adossées au bain du Pavillon, occupé actuellement par le jardin des officiers (2).

Qu'était Maruquette? Maire et premier consul « de Luz-en-Barèges » (3), Maruquette était un notable de la vallée, et, sous l'Empire, nous retrouvons un Jacques Maruquette, notaire à Luz-en-Barèges.

Quitter les splendeurs de Saint-Germain et de Versailles, de Fontainebleau et de Marly, pour venir habiter la maison Maruquette! Vraiment, les eaux de Barèges devaient avoir une vertu miraculeuse. « On lui fit (à Mme de Surgères, *aliàs* Mme de Maintenon) une table, une armoire, un fauteuil de bois, qui formèrent tout son mobilier, et elle n'avait qu'une chambre, où M. le duc couchait près de son lit. Les pauvres habitants du lieu bénirent bientôt sa présence, à cause des secours qu'ils reçurent d'elle ou de M. le duc du Maine, qu'elle instruisait à la bienfaisance. Le souvenir y vit encore (4). »

Dès son arrivée à Barèges, notre duc n'a pas moins de quatorze

---

(1) *Barèges sous l'Empire* (en préparation), par le Dr R. MOLINÉRY.

(2) Très exactement, la maison Maruquette occupait l'emplacement où l'on voit s'élever aujourd'hui la maison Sassissou. Les souvenirs très précis du vieux guide Minvielle nous permettent de savoir que la maison Maruquette, à un seul étage, possédait un escalier extérieur, mobile, que l'on relevait durant la nuit.

(3) Archives nationales, K 122, n° 1, L. 7. Traité de paix signé entre les habitants de Barèges et ceux de Brotton en Aragonnais, 1709 (rapport de M. de Lamoignon de Courson). Nous avons lu ce même document aux Archives des Aff. Etr., Fonds espagnol, 1712.

(4) *Mort de Mme de Maintenon*, par le duc de NOAILLES, t. I, page 508, etc. Nous proposerons à la municipalité de Betpouey-Barèges de commémorer ce souvenir par l'érection d'une plaque de marbre.

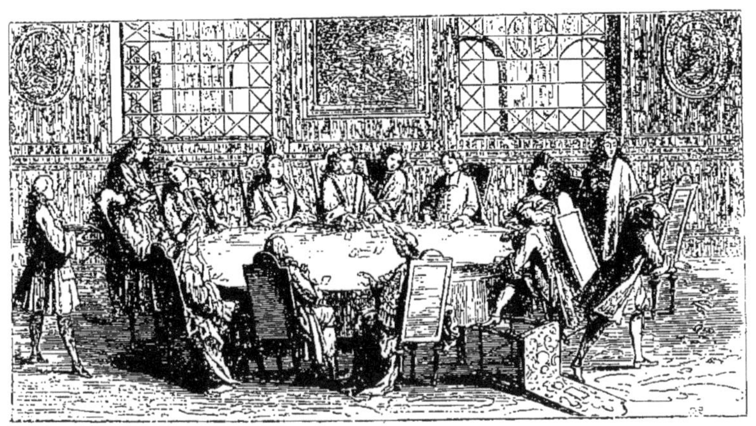

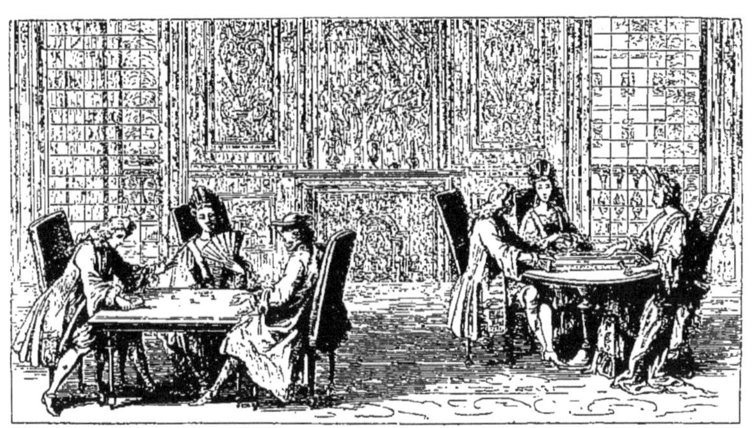

LE JEU A LA COUR, au dix-septième et au dix-huitième siècle.
(D'après SÉBASTIEN LECLERC).

(Gravures sur bois, extraites du *Magasin pittoresque*).

accès de fièvres. Mme de Surgères a hâte de le baigner. On était arrivé le 20 juin, et le 23, la gouvernante écrivait : « Nous baignons notre prince, qui ne s'en trouve ni bien ni mal. »

Le 8 juillet, « le petit duc a la fièvre quarte, peu considérable à la vérité, mais c'est toujours un trouble dans ses bains qui nous embarrasse ; nous n'en voyons encore aucun fruit... C'est un lieu bien plus affreux que je ne puis vous le dire ; pour comble, nous y gelons. La compagnie y est fort mauvaise (1). »

Les lettres de Mme de Maintenon, datées de Barèges, qui ont dû être extrêmement nombreuses, sont au contraire des plus rares. Filer, écrire, aller aux bains, visiter les pauvres, telles étaient les occupations de la future favorite. Le précepteur donnait ses leçons et les officiers allaient à la chasse à l'ours, gibier fort commun à cette époque lointaine. Quant au petit duc, en dehors de l'heure de son traitement, que Fagon surveillait scrupuleusement, il jouait à « cligne-musette » — le *clignier* ou *clignard* de nos enfants. D'autre fois, il allait à la cueillette des fraises, quand la fâcheuse fièvre ne le travaillait point. Le reversi, le pharaon, fort en honneur à la cour, servaient à distraire les grandes personnes (*a*).

Octobre s'avançait, et avec lui la terrible saison d'hiver. Le 16, Mme de Surgères écrivait :

M. le duc marche, et quoique ce ne soit pas vigoureusement, il y a lieu d'espérer qu'il marchera comme nous.

Le 5 novembre, on arrivait à Versailles : on en était parti le 28 avril. Mme de Sévigné (2), dont la grande fonction fut d'écouter aux portes — ne lui en voulons pas trop, faute de quoi nous serions privés de maints détails curieux — mandait à Mme de Grignan :

Rien ne fut plus agréable que la visite que l'on fit au roi. Il n'attendait le duc du Maine que le lendemain. Il le vit entrer dans sa chambre et mené seulement par la main de Mme de Maintenon ; ce fut un transport de joie.

Dans ses Mémoires, Mlle d'Aumale (3) confirme l'heureux résultat :

Le petit prince, très effectivement guéri de la fièvre et de ses autres accidents, commençait à se servir de sa jambe malade presque comme de l'autre, et marcher beaucoup mieux qu'il n'avait fait jusqu'alors.

L'an 1676 dut se passer sans incidents notables : aucune lettre concernant la santé du duc ne marque cette phase de son histoire.

---

(1) La noblesse, qui fréquentait beaucoup Bagnères, n'apprit le chemin de Barèges qu'après la cure du duc du Maine, de Louvois, du maréchal de Créquy. Aussi, dès 1698, les intendants de la généralité de Bordeaux célèbrent-ils, dans leurs rapports annuels, la grande et belle fréquentation de ces bains. (*Mss. Bibl. Nat.*)

(2) Mme de Sévigné, *Correspondance générale*, t. IV, p. 223.

(3) Mlle d'Aumale, *Mémoires*, t. III, p. 52.

(*a*) *Addenda* : Réception des consuls de Bagnères.

Comme il sied à tout malade qui fréquente les eaux, une cure de reconnaissance s'imposait. Du reste, le duc du Maine n'était pas encore guéri. Aussi, le 8 juin 1677, dans le même équipage que nous avons décrit (a), Mme de Maintenon, toute rayonnante de son jeune marquisat, accompagnée du fidèle Fagon et de l'irritation croissante de Mme de Montespan (a) de voir sa rivale prendre pied sur le roi, prenait à nouveau le chemin de Barèges avec le petit prince (a).

On s'arrêta, comme il convenait, à Maintenon, où un léger accès de fièvre, très opportun, retint quelques jours le jeune malade et sa gouvernante. On n'eut garde de brûler Fontevrault :

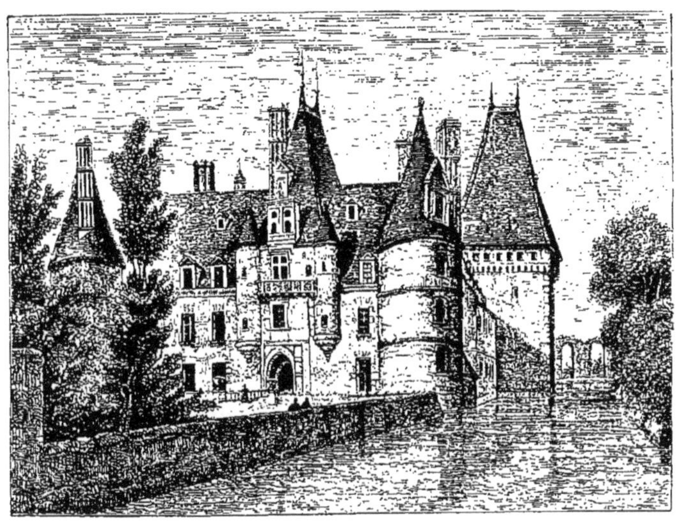

CHATEAU DE MAINTENON.

qu'aurait dit l'Abbesse? qu'aurait pensé Mme de Thianges? Mœurs étranges sans doute, peut-être parce que nous ne les comprenons pas ! Cette abbesse, aussi mondaine qu'elle était altière, aussi religieuse qu'elle était mondaine, ne craignait pas de porter ostensiblement à la cour un costume qui eût dû être un outrage ou une leçon pour sa sœur, la grande favorite du moment, la maîtresse de l'heure qui passe !...

Cette même année 1677, nous retrouvons nos voyageurs, qui vont beaucoup plus vite qu'au précédent voyage : ils brûlent successivement Poitiers, Cognac, Bordeaux, Bagnères, où de la Guttère se consulte avec Fagon. Ils montent à Barèges.

(a) (a) (a) Voir aux *Addenda*.

Notre jeune auteur de sept ans écrit des billets charmants au roi et à sa mère :

Je suis fort content de Ferrarois et de même de M. le Rageois ; de Mme de Maintenon, au superlatif.... j'ai encore une prière à vous faire : qu'on ne me mette plus de jupes ; j'ai marché mieux et je vous le demande, belle madame.

Mais le duc a commencé sérieusement ses études : pendant le voyage il a lu la vie de César, à Barèges la vie d'Alexandre, et il a commencé celle de Pompée.

Son précepteur fait une cure, pour le mal à venir, en même temps que son élève :

M. le Rageois prend les eaux, qui ne passaient pas bien le premier jour; il en est content présentement.

Un incident se produit :

M. Fagon m'échauda hier au petit bain. Il me baigne dans le bain le jour qu'il fait frais et dans une chambre quand il fait chaud.

Puis vient le couplet sur les domestiques :

Marotte sert fort bien. Hénault est complaisante. La Couture n'aime pas à me prêter les hardes de Mme de Maintenon, quand je veux me déguiser en fille.

Cette année-là, la chaleur est très vive à Barèges et le petit duc est bien las :

Le chaud m'a tellement épuisé que je n'en puis plus.

Aussi Fagon abrégea-t-il la durée du séjour aux eaux de Barèges, et vers la fin août, on descendit à Bagnères.

Dans une toute récente étude, M. H. Suberbie a consacré quelques pages au séjour de Mme de Maintenon à Bagnères. Il nous la montre tout occupée à fonder *une charité* dans cette ville : cet établissement fut vraisemblablement le premier de ce genre que créa la générosité inépuisable de la pénitente de l'abbé Gobelin. « Elle écouta les plaintes des malheureux. » En souvenir, « la population désigna sous le nom d'*Allées Maintenon* la magnifique promenade dont l'entrée fut élargie, en raison du passage en carrosse du duc du Maine (1). »

Th. Lavallée (2) constate que les eaux de Barèges ayant été contraires au duc, Fagon ordonna Bagnères. Le très érudit commentateur de Mme de Maintenon commet ici une légère inexactitude. Que les eaux sulfurées fortes de Barèges aient fatigué un enfant cachec-

---

(1) H. Suberbie, « A propos de Mme de Maintenon » (*Bulletin de la Société Ramond*, 1913, nos 3 et 4, pages 12 et suivantes). Que M. le Dr Gandy, notre distingué confrère de Bagnères-de-Bigorre, veuille agréer à cette place nos remerciements les meilleurs, pour nous avoir communiqué ce précieux document.

(2) Th. Lavallée, *Correspondance générale de Mme de Maintenon*, 4 vol.

GUY CRESCENT FAGON.
1er Medecin du Roy.
Né a Paris le 11. May 1638. Mort le 11. Mars 1718.

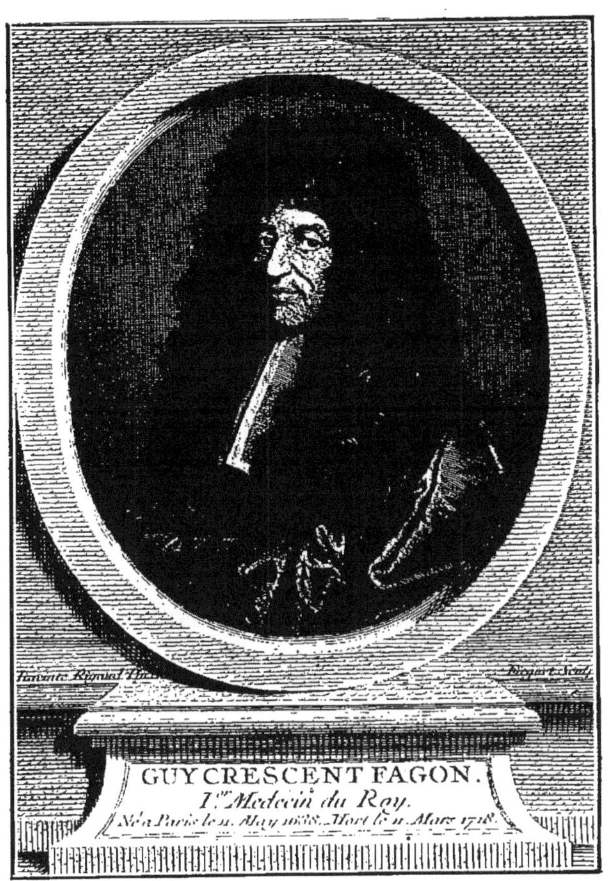

FAGON.

Archiâtre de Louis XIV.

(Collection du D Cabanès.)

tique de 7 ans, qui vient de subir un traitement thermal de 50 jours, il n'est rien là que de très « clinique ». Or, à cette époque, il était de règle que les baigneurs de Barèges devaient s'arrêter à Bagnères et y faire usage de ces eaux « pour se rafraîchir » (1). N'oublions pas que de la Guttère était le médecin traitant du duc et devait exiger quelques jours de repos à Bagnères.

Mlle d'Aumale consigne encore « que ce voyage réussit au jeune prince aussi bien qu'on pouvait le désirer : il en revint sans accident et marchant assez ferme (2). » L'angoisse était passée. Cependant dès l'arrivée à Bagnères, si l'on constate la diminution de la fièvre, « on s'aperçoit que son mal au derrière se renouvelait... pour comble de désespoir, c'est la plus jolie créature du monde et qui surprend vingt fois le jour par son esprit... »

Th. Lavallée a pour lui le témoignage de Mme de Sévigné :

> La santé du duc du Maine, écrit l'épistolière, apparemment n'est pas bonne. Il est à Versailles où personne au monde ne l'a vu. On dit qu'il est plus boiteux qu'il n'était...

Pour une fois, la maîtresse de maison de l'hôtel Carnavalet était mal renseignée, car dès les premiers jours de janvier 1678, Mme de Maintenon écrivait à de la Guttère :

> Il a une fistule qui m'afflige au dernier point. *J'ai vu l'accomplissement de toutes vos prophéties sur lui. Il a fait vingt pas tout seul avant que d'arriver et a marché tout à fait avant Noël.*

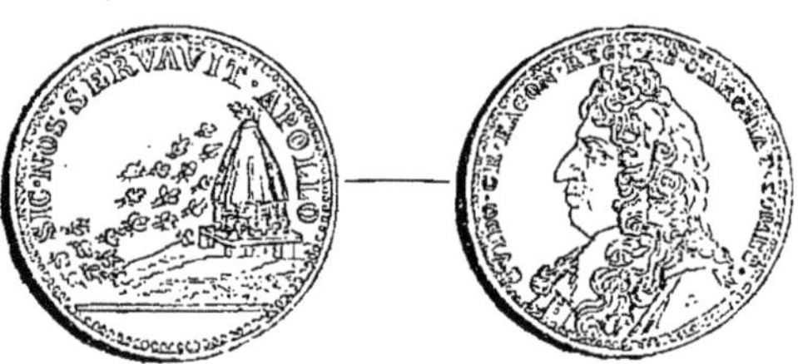

JETON A L'EFFIGIE DE FAGON.

Du reste, Fagon aurait-il conseillé un troisième voyage, si les deux premiers n'avaient déjà donné un résultat encourageant ?...

* * *

En 1680 — le duc du Maine a 10 ans — sa gouvernante l'abandonne « officiellement ». Le marquis de Montchevreuil est nommé

(1) Mémoire concernant la généralité de Bordeaux, 1698. (Mss. de la Bibl. nat., pages 20 et suivantes.)

(2) Mlle d'Aumale, t. II, page 83.

gouverneur, suivant les usages admis à la cour. Point n'est besoin de dire que le marquis était un des amis de la future fondatrice de Saint-Cyr.

Avec quelle sollicitude, vraiment maternelle, Mme de Maintenon confie le petit prince à celui qui va diriger son éducation, la lettre suivante va nous l'apprendre :

Il me semble que je laisse le prince en bonne santé. Accordez-lui neuf heures de sommeil; ne le forcez point à manger le matin. Il est accoutumé à manger plusieurs sortes de potages... Les confitures ne sont pas malsaines après le repas, pourvu qu'on en mange peu et le fruit cru est beaucoup plus mauvais... Je vous conseillerais plutôt de le laisser bien manger à collation que de le crever de viande à onze heures du soir... Qu'il use des poires de beurré, de bergamote, des pêches et des pommes... Une porte ouverte dans la chambre ou un vent coulis ne manquent pas de l'enrhumer. Le soleil et le feu au derrière de la tête lui sont dangereux. Jugez de la santé par ses selles. Faites-vous instruire de l'état de sa fistule et que l'on vous avertisse quand elle purge plus ou moins, pour en pouvoir rendre compte quand il faudra.

Au mois de mai 1681, nous retrouvons le duc du Maine, le marquis de Montchevreuil et leur suite à Bagnères (*a*). Quelques changements sont survenus dans la composition du personnel. Mme de Maintenon suit la terrible et ténébreuse affaire des Poisons, où la Montespan est compromise (1). Son influence grandissante remplit les coulisses du Gouvernement royal ; cinq ans seulement la séparent de la nuit historique où Bontemps, valet de chambre, servira la messe de son mariage secret avec le roi.

Mme de Maintenon ne fut pas du troisième voyage à Barèges. L'excellent M. le Rageois est remplacé par M. Chevreau et Narcisse remplace vraisemblablement Nanon, qui ne quittera plus sa maîtresse.

Cette partie de la correspondance de Mme de Maintenon est la plus importante, pour le sujet qui nous occupe. On a vu, dans la première partie de ces notes, quel parti nous en avons tiré, pour le diagnostic de la maladie de « M. du Maine ».

Du 27 mai, au marquis de Montchevreuil, à Bagnères.

On dit que M. votre chirurgien — car dans ce moment j'ai oublié son nom (2) — veut baigner mon mignon à Bagnères parce que Barèges n'est pas encore accessible. C'est une étrange raison à laquelle je crois que vous ne vous rendrez pas. Il faut assurément commencer par fondre et amollir qui sont les effets de Barèges et resserrer ensuite, qui est ce qu'on attend de Bagnères (3) et dont on pourrait mieux se passer que des autres, la nature

(1) Funck-Brentano, *l'Affaire des poisons.*

(2) C'est de la Guttère qu'il s'agit.

(3) Opinion émanant probablement de Fagon, qui a dû souvent s'entretenir des effets physiologiques des eaux avec Mme de Maintenon.

(*a*) Il y eut quelques troubles à Bagnères à l'occasion de cette arrivée. V. aux *Addenda.*

le pouvant faire seule. Regardez avec attention, je vous prie, tout ce qui sort de la fistule et ne vous en fiez à personne afin d'observer si les *sérosités du pus* changent par l'usage des bains, comme elles l'ont fait l'autre fois, qu'elles s'épaissirent visiblement. On prétend que c'est là une très bonne marque et l'effet de la chaleur des eaux, qui cuit cette humeur *en rappelant les esprits dans cette cuisse presque paralytique*...

Le marquis de Montchevreuil suivit les conseils de l'ancienne gouvernante, car à quelques jours de là, il recevait à Barèges la lettre suivante :

Je me consolerai de la maladie du précepteur Chevreau, dans l'espérance que mon mignon aura plus de repos, et M. de Court et vous plus de temps à lui inspirer des sentiments que je lui souhaite, préférablement au latin...

En passant à Gripp, on s'était arrêté à une auberge aussi fameuse que celle du Mont Saint-Michel et on y avait dîné d'une omelette au lard (*a*). La traversée du Tourmalet (on écrivait alors « Trémoulet) (1) dut s'effectuer avec les mêmes difficultés que précédemment, car les chemins de Bagnères à Barèges ne furent élargis qu'en 1685, au moment où Louis XIV projetait de venir s'y faire traiter, pour la « fistule historique ». Il n'y avait guère de société, « car je compte pour peu, écrit notre quelquefois méchante marquise, Mme et Mlle de Castelmauron ».

Le traitement du duc fait l'objet de ses constantes préoccupations :

Baignez le prince le plus souvent possible et finissez par la douche qui est si violente... C'est un mauvais parti de dire que si la douche ne fait pas son effet, on en viendra au bain, puisque l'on perdrait bien du temps à cette épreuve, outre que les effets de Barèges ne paraissent que longtemps après et que pendant l'usage le prince s'en trouvera affaibli ; cela étant, par où jugerait-on si la douche lui fait du bien ?... Il faut le laisser tremper dans l'eau le plus longtemps possible et le plus souvent que vous pourrez et lui donner la douche quand il est près de sortir du bain.

Ces judicieuses réflexions sont encore parfaitement admises par les cliniciens de Barèges.

C'est là ce qu'on a toujours fait, car pour sa descente elle est en aussi grand péril de paraître par les cris et la violence de la douche, que par *le relâchement* que l'on craint du long séjour dans l'eau. Cette longueur que je prêche rappelle les esprits à sa cuisse et la chaleur qui est nécessaire pour la nourriture et par conséquent pour la force.

Et voici que Mme de Maintenon revient à la charge :

Il est impossible que le bain ne *rappelle les esprits* et par conséquent la

(1) *Mss de la B. Nat.* Rapports des intendants de Bordeaux. Cette orthographe nous paraît plus judicieuse. Dans le patois du sud-ouest, « trémouler » veut dire « trembler ». Le nom de ce col peut ainsi rappeler le sauvage de ces lieux.

(*a*) L'hôtelier s'appelait Puyo : voir *Addenda*.

CALENDRIER POUR LES ANNÉES 1694-1710 H. XXVIII

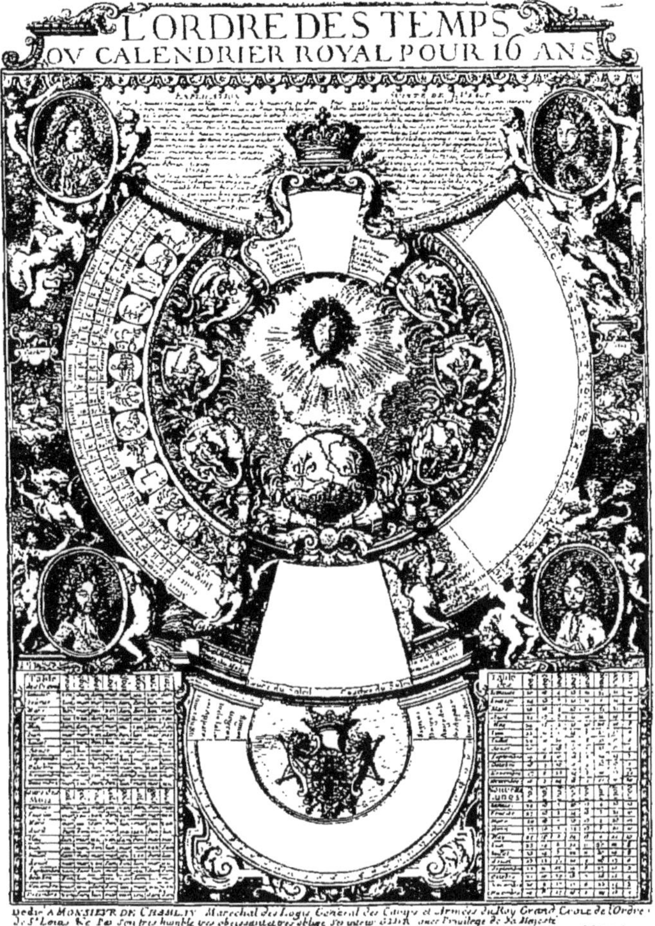

Les Anciens Almanachs illustrés, par Victor Champier. Frinzine et Klein, éditeurs.

ALMANACH GRAVÉ PAR LE PAUTRE

« GRAVEUR ET ARCHITECTE DU ROY »

Le Roi-Soleil, entouré de son fils et de ses petits fils légitimes.
(D'après un almanach gravé, du XVIIe siècle).

nourriture à sa mauvaise cuisse; nous savons qu'il cuit l'humeur qui sort, de temps en temps, *de sa fistule...* On n'envoie à Barèges que pour *des maux visibles*, comme des calus à fondre, ou des membres retirés que le bain amollit, *mais le mal de M. du Maine est d'autre nature* : il faut le fortifier *en rappelant la chaleur dans une partie qui a été presque paralytique.*

Plonger le petit duc dans son bain, présenter le petit paralytique à la douche ne devait être guère facile, en raison de l'inconfortable de l'installation balnéaire ; aussi, durant ce mois de juillet, voyons-nous M. de Montchevreuil essayer de rendre plus commode le traitement thermal (*a*).

Dans une de ses lettres, Mme de Maintenon s'intéresse « à une machine » que le gouverneur a imaginée pour son élève : est-ce un appareil pour sa jambe ? Est-ce une sorte de hamac (comme nous le pratiquons quelquefois pour les grands malades), qui simplifiait l'entrée au bain et la sortie de la baignoire ? Rien ne nous permet de pencher vers l'une ou l'autre hypothèse.

En août, nouvel incident de cure :

On me mande que le prince a des élevures et des rougeurs aux joues (1) ; j'ai peur qu'il ne rapporte quelque gale (2), comme il fit la deuxième fois ; si cela continue, il faudra lui laisser un intervalle un peu plus long et ne le guère baigner à Bagnères, quoi qu'en puisse dire La Guttère qui est bien aise d'avoir le prince.

Avec septembre, on entrait dans le troisième mois de la cure :

Ne le baignez plus à Barèges et très peu à Bagnères... Ne vous laissez aller à aucune complaisance pour La Guttère, qui voudra vous retenir dans cette ville.

On devine aisément entre les lignes les petites intrigues, très humaines, auxquelles se livrait de La Guttère, pour retenir auprès de sa station ce client de marque. Et Mme de Maintenon continue :

Croyez qu'un bain de Bagnères, excepté celui de Saint-Roch, chauffe plus que dix de Barèges. Vous me mandez que notre prince commence à s'ennuyer...

Il serait excusable, après trois mois de séjour ; mais que dire de nos modernes baigneurs qui, le vingt et unième jour, — pas un de plus — exigent que le miracle thermal soit accompli et regagnent leurs foyers !

Cependant, au 17 septembre, Mme de Maintenon trouve qu'il est ridicule que l'on soit encore à Barèges et, le 23, Mme de Montespan écrit à son fils :

---

(1) Erythème, urticaire, poussée thermale, qui est presque de règle à Barèges et qui apparaît du 5e ou 10e jour. Dès son apparition, on laisse reposer le malade un à deux jours.

(2) Il ne faut point prendre ce terme dans le sens acarien.

(*a*) Addenda : *État des bains en 1680.*

Le marquis peut prendre ses dispositions pour votre retour ; vous trouverez l'hôtel de Longueville (1) en état de vous recevoir.

Le duc rentre à Versailles. On devine la fierté du roi, en voyant le cher « petit mignon » entrer *seul* dans sa chambre...

Le duc finit sa onzième année. Il veut accompagner le roi dans ses campagnes, en sa qualité de colonel des Suisses. La chasse l'occupe déjà et, quatre ans plus tard, ce sont les récits de ce genre qui défraieront presque toute sa correspondance... « Si

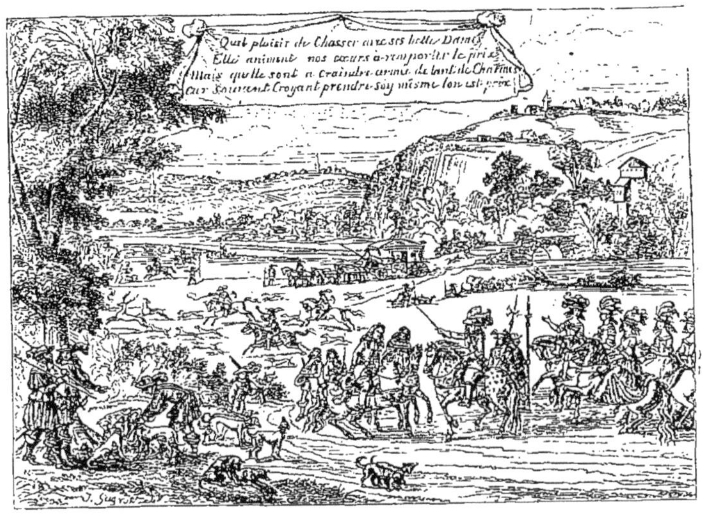

UNE CHASSE ROYALE, SOUS LOUIS XIV.

vous voulez, je renoncerai à la chasse, qui est mon unique plaisir (2). »

Chacun le sait, courre le cerf dans les tirés de Marly ou la forêt de Fontainebleau n'est pas jeu d'enfant malingre. Il faut monter à cheval et s'y tenir de maîtresse façon. A seize ans, le duc devait donc être guéri ; du moins, suffisamment fortifié pour pouvoir se livrer à son « unique plaisir ». M. DE SOURCHES nous paraît donc pousser un peu le tableau au noir, quand il nous confie :

C'était une chose ridicule de souffrir qu'un homme de cette faiblesse courût le cerf comme il faisait, car s'il fût venu à tomber, il n'aurait jamais

(1) L'hôtel de Longueville était situé rue Saint-Thomas-du-Louvre. Actuellement démoli. (TH. LAVALLÉE.)

(2) « Je renoncerai au tric-trac, à la chasse qui est mon unique plaisir et aussi au billard. Je devais aller à la chasse demain et jeudi, je n'irai point. » (Correspondance du duc du Maine, *Archives Nationales*, K. 121 n°. 14). Voir aux *Addenda*.

manqué de se rompre le col, outre qu'il fallait de nécessité qu'il se ruinât la santé en peu de temps.

Quelques accès de fièvre quarte, bientôt guéris par « le traitement au quinquina et quelques citrons piqués de girofle contre le mauvais air », et le duc recommençait à chasser à son ordinaire (1).

Cela ne cadre plus avec une enfance chétive et une adolescence de cachectique.

Cependant, en septembre 1688, le duc du Maine, colonel des Suisses, troquait sa charge, avec le comte de Toulouse, contre celle de général des Galères. « Il paraissait y avoir une très bonne raison à cet échange, qui était que M. le duc étant naturellement estropié des deux jambes, semblait être plus propre à servir sur mer que sur terre ; mais les officiers de marine assuraient que les bonnes jambes étaient aussi nécessaires à la mer que pour le service de la terre, parce que, dans les gros temps, un homme qui n'est pas ferme sur ses jambes ne pouvait se tenir sur un vaisseau. »

Que devons-nous conclure ? Mais, avant d'en arriver là, laissons parler les faits. Toujours en cette année 1688 (le duc approchait de sa dix-huitième année), le jeune prince assiste à la rude entrée en campagne des armées de Louis XIV, au début de la Ligue d'Augsbourg (2). Du camp de Philipsbourg il écrit, en octobre 1688 :

Madame,

... Nous arrivâmes fort fatigués. Pour ce qui est de moi, la lassitude ne m'ôte point de l'appétit. Après m'être repu, je me couchai sur la paille où j'ai dormi dix heures parfaitement bien et je me suis trouvé ce matin à mon réveil fort reposé... L'air de la Prusse m'est fort bon ; mes valets disent que j'engraisse... mais je suis un peu fatigué, car j'ai été trois jours et deux nuits sans changer de chemise.

Le duc se distingue à la bataille de Fleurus, menant plusieurs fois les escadrons à la charge ; il a un cheval tué sous lui.

Se raillant lui-même, il écrit à sa seconde mère :

Je m'estimerais très heureux si le roi pouvait être content des services d'un boiteux.

Et il signe :

Votre pauvre Gambillart.

Dans une autre lettre :

Quoique je ne fasse pas grand'chose ici, j'y fais toujours plus qu'à la cour, où je ne puis que *clopiner*.

---

(1) Voici la composition du chenil du duc du Maine : *Roland*, *Commère*, *Rodrigue*, *Noiron*, *Médée*, *Jason*, *Hébée*, *Cyrus*, *Nigaud*, *Nanon*, *Finette*, *Morette*, *Charmant* et *Belle-Face*.

(2) Sanguin, qui avait soigné l'enfant dès sa première maladie, était resté attaché à sa personne, car nous le voyons accompagner le prince aux armées.

Dans la belle étude que le général DE PIÉPAPE a consacrée à la duchesse du Maine, l'auteur signale que « la légère boiterie du duc enlevait peu de chose à la grâce de sa démarche ».

Le 26 mars 1691, du camp devant Mons, le duc du Maine écrivait à Mme de Maintenon :

Le roi fut attaqué hier de la goutte... Il s'expose, si j'ose dire, comme

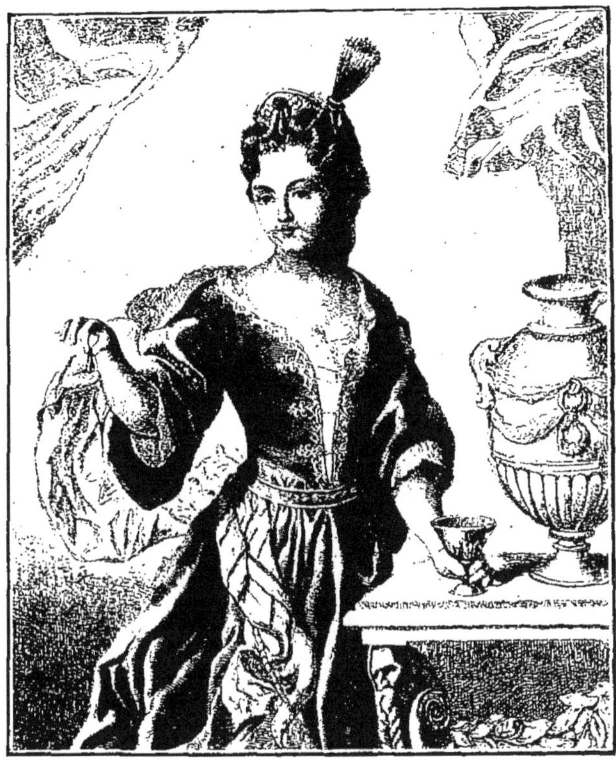

LA DUCHESSE DU MAINE.

(D'après une peinture du *Musée de Versailles.*)

ferait un jeune fou qui aurait sa réputation à établir... Ma santé est bonne, quoique ma fatigue soit grande. Je monterai demain à la tranchée (1).

Il pouvait donc faire un soldat !

Lorsque, en 1692, le « pauvre Gambillart » épousa la princesse de Conti, petite-fille du Grand Condé (la « poupée de sang », « la

(1) *Archives nationales*, K. 121, n° 14.

princesse Tom-Pouce »), on disait à la cour : « Cela era un beau couple assurément : un boiteux et une manchote. »

A ces jugements faut-il en ajouter d'autres, basés sur les rapports écrits de témoins oculaires, ou sur une tradition qui se serait plus ou moins intégralement perpétuée ? LA BOULINIÈRE écrivait, en 1825, que le duc du Maine fut conduit à Barèges *pour une espèce de paralysie*. Tout récemment, BERALDI opinait pour un *raccourcissement du nerf de la jambe* (a).

*
* *

Si, maintenant, nous rassemblons en quelques lignes les éléments épars de notre observation, nous constatons qu'il s'agit d'une affection au *début brusque*, survenant à une *époque déterminée* : trois ans ; dans une circonstance où d'aucuns ne veulent plus voir que coïncidence : la dentition, accompagnée de convulsions.

Le sujet *boite* : le médecin d'Anvers parle de *simple affaiblissement*. Mme de Maintenon, à trois reprises différentes, écrit formellement :

Il faut rappeler les esprits (2) *dans cette cuisse presque paralytique...* Le bain *rappelle les esprits à sa cuisse* et la *chaleur* qui est *nécessaire* pour la *nourriture* et par *conséquent* pour la *force*... Le mal de M. du Maine *n'est pas visible* ; il faut le fortifier en rappelant la chaleur dans une partie *qui a été presque paralytique*.

Et l'on se remémore la phrase du P. Tixier : « J'ai vu M. du Maine nu ; ce qu'il fait qu'il boite, c'est qu'il *a le talon détaché du pied*. » On ne saurait plus explicitement donner la signature du PIED-BOT PARALYTIQUE.

Le médecin d'Anvers voit l'enfant en 1674, un an et plus après « les terribles convulsions (3) ». La jambe est « retirée ». Or, dans la paralysie infantile grave, la luxation de la hanche n'est pas rare et, dans les cas ordinaires, le membre, *refroidi et atrophié*, ne subit plus l'allongement normal du membre opposé (4).

Mais le médecin d'Anvers a réussi à allonger la jambe, « tout en la laissant aussi faible » : voilà bien la *luxation de la hanche de la paralysie infantile*, paralysie dont l'accident le plus fréquent (5) est

---

(a) V. aux *Addenda*, sa courte maladie de 1694, qui n'eut aucun rapport avec son affection initiale.

(2) On retrouve, dans cette expression, l'influence de la grande théorie cartésienne sur les *esprits animaux*, ce fluide subtil qui, formé dans le cœur ou le cerveau, se distribuait, croyait-on, dans toutes les parties du corps et y portait la vie. Les philosophes avaient donné ce nom à ces phénomènes, par opposition aux *esprits minéraux* des alchimistes. Ne pourrait-on établir une lointaine analogie entre la théorie des « esprits animaux » et la théorie des ions, en électricité ?

(3) Les convulsions accompagnent souvent le début de la paralysie infantile (Cf. COMBY) ; et c'est pendant la période de la première dentition qu'on observe la paralysie infantile.

(4) COMBY, *Traité des maladies de l'enfance*, 4e édit., 1902.

(5) *Id.*, *ibid.*

le *pied-bot paralytique*, si nettement indiqué par la citation ci-dessus.

Et la *scoliose*, à laquelle nous avons fait plus haut allusion, n'est elle pas « la déformation compensatrice des attitudes vicieuses du membre paralysé (1) ? » Voilà donc la *coxalgie* éliminée.

Comment interpréter *l'abcès au derrière* ? Notons, d'abord, que la date de sa formation, ou de son apparition, semble être postérieure de 12 à 13 mois à l'accident convulsif initial ; en second lieu, il ne fut jamais question que *d'un* abcès au derrière, et Mme de Maintenon prononce, nettement, le mot de *fistule*.

D'après Comby, « tout trajet suppurant indépendamment d'une lésion osseuse, et qui siège près du conduit ano-rectal, est une fistule. » Le plus souvent, cette fistule est consécutive à un *abcès* ouvert spontanément et est de nature tuberculeuse. On sait, en outre, la prédilection de la tuberculose pour la paralysie infantile : n'en voilà-t-il pas assez pour établir la deuxième partie du diagnostic ?

Un abcès s'ouvre spontanément ; une fistule s'installe secondairement, fistule probablement borgne externe, qui, chaque fois qu'elle se ferme, amène, à nouveau, fièvre et douleur. Sa longue durée, six à sept ans (1675 à 1681), nous fait penser aussi à une fistule de nature tuberculeuse.

L'état cachectique du jeune malade s'explique par ces alternances (2) de fièvre, de chaleur, de suppuration ; état cachectique contre lequel il était d'autant plus difficile de lutter, que la paralysie infantile avait fait son œuvre.

Une autre preuve vient nous confirmer encore dans ce diagnostic de fistule, et c'est toujours Mme de Maintenon qui nous la fournit : « Car, pour sa *descente*, elle est en aussi grand péril de paraître par les cris et la violence de la douche, que par le *relâchement* que l'on craint du long séjour dans l'eau. » Il y avait donc aussi *prolapsus du rectum*.

Le prolapsus du rectum se voit rarement dans la paralysie infantile ; mais, tout exceptionnel soit-il, on l'y rencontre. Ici, le fait est indiscutable : or, la fistule n'est pas rare dans le prolapsus du rectum.

L'évolution, enfin, de la maladie du jeune duc nous fait éliminer encore la coxalgie. Celle-ci, quand elle guérit spontanément, guérit avec une plus ou moins complète ankylose de la hanche. On voit facilement l'incompatibilité de cette affection avec le fait *de chasser à courre presque quotidiennement, et de conduire des escadrons de cavalerie à l'attaque des villes !*

Dans la paralysie infantile, au contraire, l'amélioration, quand elle se produit, est progressive et, dans notre cas, l'amélioration est

---

(1) Comby, *loc. cit.*
(2) Pierre Delbet, *Traité de chirurgie clinique et opératoire*, t. VIII, 1899.

affirmée par Mme de Maintenon (1), Mme de Sévigné (2), et aussi le duc du Maine :

Je me dis que je pourrais vous être bon à quelque chose, et quand je soutiens assez bien les fatigues de nos chasses *pour n'être point las quand j'en reviens*, je me dis encore que je suis bien sain pour être aux Invalides.

* * *

Notre observation serait incomplète, si nous ne disions un mot des ascendants, des collatéraux, enfin des descendants de notre malade.

La pathologie du grand roi a été étudiée de façon telle par de si nombreux auteurs et, en dernier lieu, par CABANÈS, puis par DELMAS, qu'il est oiseux d'y revenir.

Soulignons la fistule du grand roi, qui se retrouve chez son fils, et sa fistule maxillaire, que nous retrouverons, très aggravée, chez le duc du Maine, sous forme de cancer (?) du maxillaire supérieur, dont il mourut en 1736 (*a*).

Mme de Montespan eut dix grossesses, dont deux avant de devenir maîtresse royale. On la cataloguerait actuellement dans les *neuro-arthritiques*. Mais que penser de ses grossesses semi-clandestines ?

Quelque autorité qu'elle ait prise sur la Cour, quelque dédain qu'elle ait professé pour les appréciations des courtisans, Mme de Montespan a toujours voulu, dans une certaine mesure, que ses grossesses et ses couches fussent cachées : tous les mémorialistes s'accordent sur ce point. Elle assistait même à des chasses en carrosse, à côté du roi. Nous avons tous présente à l'esprit cette lettre de Mme de Sévigné, où la « divine marquise » conte comment l'état des chemins était si mauvais que, souvent, l'avant du carrosse était entraîné par les chevaux, tandis que l'arrière restait profondément embourbé.

D'autre part, nous pouvons invoquer Saint-Simon, insistant sur les règles *formelles* de l'étiquette, qui obligeaient les dames choisies par le roi à l'accompagner dans ses voyages, « à manger jusqu'à en crever », le roi, seul, ayant permission de descendre de carrosse. Or, à Soissons, bien qu'ayant une grande fièvre et enceinte de quatre ou cinq mois, Mme de Montespan eut à souffrir toutes les tortures que l'on imagine en semblable occurrence. Les enfants nés dans de telles conditions devaient fatalement s'en ressentir.

Des deux enfants nés de Mme de Montespan, avant ses relations

---

(1) « Le petit prince, très effectivement guéri de sa fièvre et de ses autres accidents, commençait à se servir de sa jambe malade presque comme l'autre et marcher beaucoup mieux qu'il n'avait fait jusqu'alors. » Mme DE MAINTENON, *Corresp. gén.*, t. III, page 52.

(2) « Rien ne fut plus agréable que la visite que l'on fit au Roy. Il n'attendait le duc du Maine que le lendemain. Il le vit entrer dans sa chambre et mené seulement par la main de Mme de Maintenon. Ce fut un transport de joie » *Lettres de Mme de Sévigné*, t. IV, 223.

(*a*) Cf. Appendice.

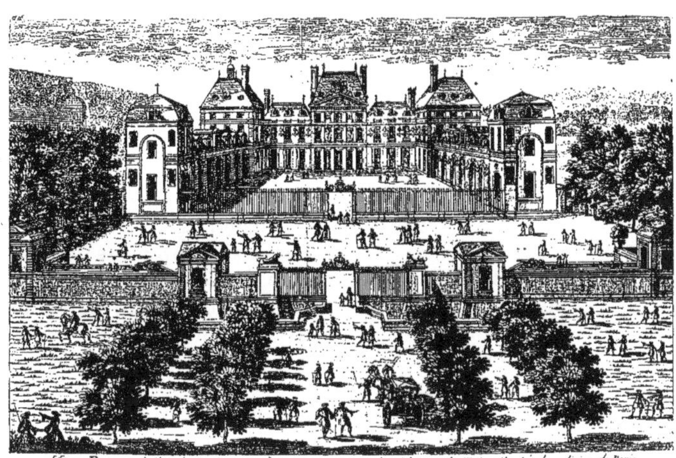

LE CHATEAU DE SCEAUX, résidence de Mgr le duc du Maine.
(Collection du docteur CABANÈS.)

royales, seul le duc D'ANTIN résista. Sa sœur, Mlle DE MONTESPAN, mourut jeune, à 15 ou 16 ans.

A 8 ans, mourait le premier-né des « demi-royaux », et le petit prince avait une tête excessivement grosse, qu'à peine pouvait-il porter. On l'ouvrit « et on lui trouva le crâne épais d'un gros pouce et la tête sans suture (1) ».

Le second était le duc du Maine, que nous venons d'étudier.

Le troisième, le COMTE de VEXIN, « avait un défaut de conformation analogue à celui de Maine... Il ne vécut que onze ans. Il était si rempli d'infirmités qu'il fut très heureux de mourir. J'ai ouï dire que l'on avait fait à ce jeune prince treize cautères le long de l'épine du dos (2). »

Mlle DE TOURS, autre enfant de Mme de Montespan, était morte deux ans auparavant, âgée de 8 ou 9 ans (3).

Rien à signaler sur la santé de Mlle de BLOIS, ni sur celle du comte de TOULOUSE.

Du mariage de Louis XIV avec Marie-Thérèse, était né le grand Dauphin, qui eut trois enfants : deux d'entre eux, le DUC de BOURGOGNE et le DUC de BERRY, étaient contrefaits. Dionis donne une description de l'état du duc de Bourgogne, qui permet de croire à un *mal de Pott abcédé.*

Tuberculose, hydrocéphalie, mal de Pott ou, tout au moins, *scoliose* probable.... voilà pour les collatéraux !

Marié, en 1692, avec la naine princesse de Conti, la très brillante reine de Sceaux, le duc du Maine eut 7 enfants. « Au milieu de toutes ses distractions (au château de Sceaux), Mme du Maine eut plusieurs grossesses successives, dont le succès fut compromis par le manque de soins (4). » L'un des bébés mourut en naissant ; quatre autres en bas âge. Seuls, le PRINCE des DOMBES et le COMTE d'EU survécurent (5).

En résumé, le diagnostic que nous proposons pour l'affection qui nécessita trois séjours du duc du Maine à Barèges, où il trouva la guérison, sera le suivant : *Paralysie infantile, à début convulsif, survenue à la période de la dentition ; pied-bot paralytique consécutif, avec scoliose de compensation ; fistule anale,* de nature tuberculeuse, vraisemblablement borgne externe et secondaire à un abcès périanal ; enfin : *prolapsus du rectum.*

(1) *Mémoires du P. Tixier*, dans *Trois familiers du Grand Condé*, par J. LEMOINE et A. LICHTENBERGER (Champion, éd.).

(2) *Id.*, loco citato.

(3) *Souvenirs sur Mme de Maintenon*, par Mlle d'AUMALE.

(4) *La duchesse du Maine*, par le général de PIÉPAPE, page 73.

(5) Il fallait que la monarchie portât en elle-même « une idée-force » bien trempée (que l'on nous pardonne l'expression), pour que, malgré leurs tares pathologiques, les rois, leurs collatéraux, leurs descendants, aient pu réussir à mener à bonne fin leur programme : créer une France qui dictât ses lois au monde !

APPENDICE

LA MALADIE DU DUC DU MAINE A MARLY *(juin 1711)*. — LE DUC MOURUT-IL D'UN CANCER A LA FACE ?

On a discuté sur l'épilepsie probable du duc du Maine (1). Il nous paraît intéressant, pour le lecteur friand de diagnostics rétrospectifs, de lui soumettre avec les documents, déjà connus, de SAINT-SIMON, DANGEAU, SOURCHES, MARÉCHAL, deux lettres que nous croyons inédites, adressées par le duc du Maine, la première à un destinataire inconnu, la seconde à Mme de Maintenon.

Tout d'abord quelques lignes de Saint-Simon :

Il commençait à goûter un si doux repos, lorsque surpris peu de jours après, à Marly, d'un mal étrange *dans la nuit*, son valet de chambre l'entendit râler et *le trouva sans connaissance*. Il cria au secours. Mme la duchesse d'Orléans accourut en larmes. Mme la duchesse et Mlles ses filles par bienséance et beaucoup de gens pour faire leur cour dans l'espérance que le roi saurait leur empressement. M. du Maine fut saigné et accablé de remèdes parce qu'aucun ne réussissait. Fagon, à qui deux heures à peine suffisaient pour s'habiller par degrés, n'y vint qu'au bout de quatre, à cause de ses sueurs de toutes les nuits. Il était celui de tous le plus nécessaire en cette occasion, *parce qu'il connaissait ce mal par sa propre expérience* (2), quoique jamais si rudement attaqué. — Le duc du Maine ne se ressentit pas de cette atteinte et fut à Sceaux voir sa femme qui n'avait pas quitté ses fêtes.

Lisons maintenant DANGEAU :

Le mal de M. du Maine a été si grand qu'on l'a cru mort durant quelques minutes. Cette nuit, il a été plus de trois heures sans connaissance, et, sans son valet de chambre, il serait mort infailliblement. Il appela au secours. Maréchal (3) y vint en pantoufles, qui le saigna *au milieu de ses convulsions*. La parole revint et il *parla latin* assez longtemps. Mais enfin la connaissance lui revint tout à fait après que les remèdes violents qu'on lui avait donnés l'eussent beaucoup fait vomir. Mme la Duchesse et les princesses ses filles, qui avaient fait médianoche, se promenaient dans le jardin quand le mal commença, qui fut avant deux heures ; elles coururent dans sa chambre et y passèrent la nuit... Il passa le reste de sa journée assez tranquillement.

SAINT-SIMON et DANGEAU, mémorialistes officiels ou presque, pouvaient avoir intérêt à ne pas dire toute la vérité ; aussi, sur bien des points, le marquis DE SOURCHES, dont le journal était absolu-

(1) Sa grand'mère, Anne d'Autriche, n'était-elle pas atteinte du mal comitial ? (Cf. CABANÈS, *le Cabinet secret de l'Histoire*.)

(2) Saint-Simon ne peut résister au désir de lancer une pointe à Fagon : ami de Mme de Maintenon, Fagon était compris dans la même inimitié. — Fagon était épileptique.

(3) Maréchal était chirurgien de la Cour.

ment secret, vient-il apporter des rectifications utiles. — Voyons quelle est sa version :

Le 7 juin, à la pointe du jour, on apprit que le duc du Maine, lequel avait couru le cerf le jour précédent, qui avait bien soupé et paru très gai dans le cabinet du Roi, avait pensé mourir entre deux heures et trois heures de l'après-midi ; qu'on avait en même temps été chercher le confesseur, le chirurgien, les médecins ; qu'il avait été trois heures sans connaissance quoiqu'il eût de grandes convulsions au visage et au bras ; qu'on l'avait saigné, qu'on lui avait donné toutes les drogues imaginables pour le faire revenir, entre autres des gouttes d'Angleterre (1), quinze grains d'émétique, six gros de vin d'Espagne (2) émétique, et qu'enfin on l'avait cru mort pendant quelques moments, mais que, tout à coup, quand on s'y attendait le moins, il s'était réveillé comme d'un profond sommeil et avait parlé quoique les remèdes n'eussent point encore paru opérer. — Qu'après cela, l'émétique avait commencé à faire son effet ; qu'il avait beaucoup vomi et s'était beaucoup vidé par en bas et qu'on espérait qu'il se tirerait de cet accident, *sur lequel les sentiments étaient différents* : les uns, naïvement, que c'était une *apoplexie* ; les autres soutinrent que c'était une *forte indigestion* et les autres qu'il avait assurément *mangé des champignons* (3).

Voilà un premier essai de diagnostic différentiel ; peut-être aurons-nous avantage à consulter celui qui est le sujet et l'objet de cette petite discussion.

Huit jours après, le 14 juin, M. du Maine écrivait :

Jamais apoplexie n'a été traitée si cavalièrement ; on n'a pas daigné en dire un mot dans la *Gazette*.

Le duc, qui semblait le prendre « si cavalièrement », n'était cependant point remis, et, de Sceaux, il datait la lettre suivante (juin 1711) :

Ma tête est bien douloureuse et ma gorge et ma poitrine, mon estomac, sont bien dérangés, sans compter une faiblesse de tout mon corps que je ne saurais exprimer et qui ternit ma belle humeur ordinaire (4).

A quelques jours de là, il écrivait à Mme de Maintenon, et le ton

---

(1) Gouttes d'Angleterre :

Opium.	ʒ ij
Suc de verjus	ʒ xij
Noix muscade	ʒ iij
Safran.	ʒ ß.

Faites bouillir et ajoutez :

Sucre blanc.	ʒ ij
Levure de bière.	

Extrait du *Formulaire Magistral*, Cadet de Gassicourt, page 315 ; chez Brassac, libraire, rue de la Mairie, 7, à Cahors.

(2) Le gros pesait environ 4 grammes.

(3) C'est nous qui mettons en italique.

(4) *Archives Nationales*, K. 121, n° 14 (carton des Rois), ainsi que la lettre suivante. Nous sommes heureux de remercier ici M. le comte Paul Durrieu, membre de l'Institut ; M. Legrand ; MM. Mirot et Stein, archivistes, de leur extrême obligeance à notre égard et de nous avoir singulièrement facilité nos recherches.

de cette lettre lave le duc du Maine du reproche d'ingratitude, qu'on lui a souvent adressé :

Je serais inexcusable après avoir reçu de mes 40 années, les plus fortes marques de votre amitié, de ne vous point parler, Madame, de l'état de ma santé. Aussi n'en suis-je resté dans le silence que parce que mon cœur, n'ayant nul égard à l'anéantissement de mon corps, m'avait pleinement convaincu que je pouvais avoir ce matin le plaisir de vous embrasser.

L'espèce d'ordre que le roi m'a fait donner de rester ici (1) quelques jours m'a mis l'esprit à l'aise et m'a laissé la liberté de juger sainement de moi et de connaître l'extrême faiblesse dont je suis et que je ressens partout.

Ma tête me fait un peu mal ; j'ai les *yeux chargés* et souvent *douloureux et larmoyants*; mon estomac va bien, mais je ne connais pas encore l'appétit et *j'ai une toux qui m'incommode fort* ; qui plus est, ma conversation me paraît *moins vive qu'elle n'était* (2). Voilà, Madame, l'état au vrai, de la chétive santé de l'homme au monde qui vous aime le plus.

Disons tout de suite que M de Boislisle (3) ne pense pas à l'épilepsie, sans cependant être formel à cet égard.

Résumons donc l'observation.

Soudainement, pendant la nuit, après un bon souper, le duc du Maine perd connaissance et râle. Des convulsions secouent sa face et son visage. Cet état comateux dure trois heures ; on le croit mort durant quelques moments, pendant lesquels, soit sous l'influence de l'émétique, soit sous l'effet du mal, il est pris de dévoiement « par haut et par bas ». Lentement la connaissance lui revient, mais il a de la confusion mentale et d'abord parle latin, langue qui lui est familière ; la journée se passe tranquillement, mais pendant quelques jours, il reste anéanti, brisé ; sa conversation est moins vive. Aucune autre attaque, enfin, ne semble l'avoir atteint.

A l'épilepsie et l'hémorrhagie cérébrale, semble devoir se limiter le diagnostic clinique.

En faveur de l'épilepsie, nous trouvons, chez le duc du Maine, l'hérédité de sa grand'mère, le rapprochement qu'établit Saint-Simon entre sa maladie et celle de Fagon, la soudaineté de l'attaque nocturne, ce coma qui le fait passer pour mort, les convulsions de la face et des bras, la confusion mentale et cette sorte d'hébétude qui suit l'attaque du « grand mal ». Evidemment, il manque à ce tableau l'écume blanche ou sanglante qui baigne les lèvres chez les grands épileptiques, et que n'auraient pas manqué de signaler nos auteurs, Saint Simon, Dangeau ou Sourches. Cette attaque aurait, en outre, été unique : or, l'on peut dire que l'épilepsie *a pour caractère fondamental* de présenter soit des attaques subin-

(1) A Sceaux. Le duc avait désiré se rendre à Versailles.

(2) Tous les mots mis en italique dans le chapitre ne le sont pas dans le texte original.

(3) Serait-ce le haut mal, l'épilepsie ? « Il ne semble pas cependant que M. du Maine, boiteux par accident... en ait été atteint, non plus que Fagon » (De Boislisle).

trantes, soit des crises à plus ou moins grandes échéances, mais toujours fatalement récidivantes.

En faveur de l'hémorragie, le râle, la respiration stertoreuse, les vomissements (s'ils n'ont été l'effet de l'émétique). Mais nous ne voyons signalée aucune paralysie secondaire.

On reprochait à Ricord « de voir de la syphilis partout ». — « *Je crains*, répondait-il, *de ne pas l'avoir vu partout où elle est.* » — N'avons-nous pas le droit d'y songer chez le duc ?

Sa femme fait plusieurs fausses couches ; il perd cinq enfants en bas âge (1) ; seuls, survécurent le prince de Dombes et le comte d'Eu. Ne peut-on songer à une gomme syphilitique, qui aurait amené des convulsions épileptiformes ? Nous en aurions le droit, car les médecins qui soignèrent le duc du Maine pour sa dernière maladie, tumeur du maxillaire, songèrent alors au « virus syphilitique ».

Voyons nos documents (2):

Ce prince s'étant arraché lui-même une dent au mois d'octobre 1735, la bouche devint malade, et au bout de quelque temps il lui *survint un chancre.* Les médecins et chirurgiens du Roi l'examinèrent et trouvèrent *le mal incurable.* Ils le dirent au roi et le prévinrent du danger du prince.

Abandonné par la Faculté, le duc du Maine chercha ailleurs des secours. Malheureusement le remède a été pire que le mal.

Un charlatan nommé Canet, natif de Lyon, composa un onguent (3) avec lequel il entreprit de guérir le prince Il commença à le panser au mois de novembre 1735.

Le duc du Maine vécut plus longtemps que la Faculté ne l'avait pensé. Mais on ne peut l'attribuer qu'à son tempérament et à sa bonne constitution et non aux remèdes de Canet. Les remèdes ont, en effet, *peu à peu pourri la bouche* et le visage du duc à tel point que l'on fut obligé de faire *une incision sur le côté du col*, afin de pouvoir lui administrer quelques bouillons.

Le vendredi 11 mai 1736, le prince *perdit un œil qui tomba en pourriture.* Il était alors dans un si triste état que *c'était affreux à voir.*

Pendant sa maladie, le duc du Maine mit ordre à ses affaires. Il fut obligé de cesser tout travail quelques jours avant la perte de son œil.

Le prince fit alors congédier Canet et vécut encore jusqu'au 14 mai, qu'il succomba.

Sceaux, 17-8-1735.

Vous me demandez l'état de ma santé ; je souffre à présent un peu moins que je n'ai fait, quoique je souffre encore de *grosseurs* que j'aie dans la bouche qui *m'enflent une joue* considérablement, et d'un *gonflement dans le palais* qui m'empêche de parler et d'avaler et sans douleurs.

---

(1) *La Duchesse du Maine*, par le général de Piépape, page 73.

(2) *Journal des règnes de Louis XIV et Louis XV*, par Nardonne, édité par J.-A. Le Roy, pages 293-294.

(3) L'onguent de Canet figure encore au Codex, onguent à l'oxyde de fer rouge :

Emplâtre simple	125 gr.
Emplâtre diaychilon	125 gr.
Cire jaune	125 gr.
Huile d'olive	125 gr.
Colcothar	125 gr.

Mon mal a commencé par la *gencive* qui s'est ouverte à la place de deux grosses dents que je m'étais arrachées, il y a deux ou trois ans *et qui a saigné*. J'ai senti de la douleur, en même temps, à la dernière dent qui était voisine et qui avait un trou dans la racine ; j'ai, les matins, mouché et *craché du sang nasal au seul côté mal affecté*. Nombre d'illustres consultants en ont très mal raisonné. Ils m'ont absous *du virus vérolique*, mais ils ont soupçonné ou du moins voulu combattre le virus scorbutique.

Ainsi les antiscorbutiques ont marché avec des gargarismes et des applications d'esprit de sel qui m'ont emporté la bouche, dont *tout l'intérieur, n'étant plus qu'une plaie vive*, me rendait tout ce qui y passait insupportable.

Environ depuis un mois, la Faculté a cru connaître mon mal qui n'a jamais attaqué la vue.

Ils n'y soupçonnent plus d'humeur scorbutique, mais une certaine âcreté de sang qui, en circulant, entretient la salure de la salive, qui empêche les cicatrices de se faire et la grosseur de se dissiper ni d'une manière ni de l'autre ; ainsi le mal étant placé et de nature à n'être susceptible ni de topiques ni d'opérations, on me met au lait (1).

Les jours du patient furent abrégés, dit le chroniqueur, par le malencontreux usage d'un fondant, sorte d'emplâtre, invention de Canet, officier du Gobelet de la Reine.

Avulsion dentaire, épulis ou épithéliome de la muqueuse gingivo-buccale (deux affections qui saignent facilement), fistule du maxillaire supérieur avec sinusite maxillaire, tumeur bombant sous le palais ; — cancer du massif maxillaire supérieur.

Ou bien, ulcère rongeant ou chancre phagédénique (syphilome) avec nécrose du maxillaire ? C'est à cette dernière hypothèse que nous aurions tendance à nous rattacher.

---

(1) *La Duchesse du Maine*, par le général de Piépape, pages 290 et suivantes.

ADDENDA

I

COMMENT SONGEA-T-ON A ENVOYER A BARÈGES LE FILS DE LOUIS XIV ?

De Paris à Barèges, 800 kilomètres qu'il fallait parcourir en carrosse, avec un train d'équipage fort complet, à travers des chemins, qui, s'ils étaient praticables jusqu'à Tarbes et Bagnères, n'étaient plus que des sentiers muletiers de Bagnères à Barèges, constituaient déjà un voyage qui pouvait faire hésiter les plus audacieux.

Or, Duclos, en 1670, pratique, sur l'ordre du roi, l'analyse des principales eaux minérales de France. Le groupe thermal ouest-pyrénéen retint naturellement son attention. Les savants de l'Académie royale eurent ainsi, par leur collègue, connaissance de ces eaux sulfurées, qui allaient acquérir une célébrité mondiale.

Duclos, dans ses conversations avec Fagon, eut vraisemblablement l'occasion de parler de Barèges. Fagon, à cette époque, directeur de l'*Hortus Regius* fait, à son tour, dans ces régions, de nombreuses promenades botaniques. De Bagnères à Aigue-Cluze et Barèges, le récit de cures merveilleuses, obtenues en ce dernier endroit, accompagne ses pas et frappe son esprit observateur. De retour à Paris, peut-on douter qu'il en entretint Mme Scarron (1) ?

Mais est-il bien sûr que la gouvernante des « demi-royaux » ne connût point déjà Barèges ?

Françoise d'Aubigné se maria en 1652. Or, le 8 février de la même année, Scarron, onze jours avant son mariage, écrit à son ami Sarrasin : « Je passerais à Bordeaux tout exprès pour voir Mlle Viger, si j'allais le printemps qui vient à Barèges, comme j'en avais le dessein ; mais mon chien de destin m'amène dans un mois aux Indes orientales » (2).

La même année, dans une ode, nous lisons encore :

> Elle n'a qu'à dire : au printemps
> Je la mène à Barèges (3).

Bouriot, après Ballard (4), affirme que le poète burlesque passa au moins une saison, sinon deux, à Barèges. Malgré toutes nos recherches, nous n'avons pu avoir confirmation de ce fait.

Deux séjours aux eaux de Bourbon n'ayant donné aucun soulagement à notre poète, Scarron se décide au grand voyage « Paris-Pyrénées ». Il ne partit ni pour Barèges ni pour l'Amérique : la « belle Indienne » de 15 ans sut le retenir.

---

(1) Tournefort connaissait aussi les propriétés des eaux de Barèges. (Cf. *Grande Encyclopédie*, art. *Barèges*.) Voir H. Beraldi, *Cent ans de Pyrénéisme*.

(2) Correspondance générale de Scarron.

(3) Œuvres, tome VII, page 100, édition d'Amsterdam.

(4) Ballard, *Les Eaux de Barèges*, page 15.

Dans les quelques semaines qui précédèrent son mariage, Scarron voyait (1) Mme de Neuillant et sa nièce, ne voulant que leur demander (2) des renseignements sur l'Amérique, d'où elles arrivaient. Très probablement, en raison de la lettre et de l'ode qu'il vient d'écrire, où il fait allusion à Barèges, notre rhumatisant peut, avec sa toute jeune fiancée, s'entretenir de son projet, dès lors remis à plus tard, de se rendre aux Pyrénées (3).

En dehors du monde de l'Académie royale des sciences, en dehors des savants botanistes, les salons n'ignoraient point Barèges. Déjà, en 1669, le duc de La Rochefoucauld (4), fort ennuyé et de ses douleurs et de cet éloignement nécessaire, y avait fait, sans succès, un assez long séjour. On en conviendra, un seigneur de cette sorte n'entreprend point un aussi distant voyage, sans que bien des gens n'en soient informés. Et ceci se passait six ans, seulement, avant le départ du duc du Maine.

Mais à une date moins éloignée encore, M. de Marsillac vint chercher à Barèges la guérison d'une fracture mal consolidée : « M. de Marsillac, écrit en 1673 Mme de Lafayette à Mme de Sévigné, venu à Bagnères pour soigner sans succès une fracture du bras, part demain pour Barèges (5). » A cette époque lointaine, l'arrivée d'une lettre était une fête, et la bienheureuse épître était lue et commentée dans les ruelles et salons.

Voilà des hypothèses, encore que des plus vraisemblables !

... En 1675, la veuve du poète de l'hôtel de Troyes pouvait avoir bien d'autres raisons de fuir la Cour ! Cinq ans déjà se sont écoulés depuis le jour ou Lauzun lui remit le petit duc tout entouré de langes. Confidente de Mme de Montespan, et cependant, en secret, redoutée de cette dernière, celle qui sera plus tard Mme de Maintenon cherchait à s'effacer, soit par habileté, soit par scrupule. Nous écrivons « par scrupule ou par habileté » (6). Quoi qu'on en

---

(1) Dans l'étude si documentée que M. de Boislisle a publiée, en 1894, sur *Scarron et Fr. d'Aubigné*, cet auteur, d'une érudition impeccable, précise quel logement habitait alors le poète cul-de-jatte. Ayant quitté sa maison de la rue de la Tixeranderie, Scarron, dès 1650, avait porté ses pénates à l'hôtel de Troyes. Cet hôtel était situé au carrefour formé par la rue des Francs-Bourgeois-Saint-Michel, la rue de la Harpe et la rue Saint-Hyacinthe. Cet emplacement est actuellement occupé par le terre-plein de la grille du Luxembourg, avoisinant la rue Soufflot.

(2) M. de Boislisle ne croit pas à cette version.

(3) Le mariage eut lieu le 19 février 1652. (De Boislisle.)

(4) *Le duc de La Rochefoucauld à Barèges (août-septembre 1669), d'après sa correspondance*, par R.-J. Grenier, secrétaire de la Société Ramond, in *Bulletin du Cinquantenaire*, décembre 1915, page 209.

(5) La Boulinière, *Guide aux Pyrénées*, 1825.

(6) Mme de Maintenon n'écrivait-elle pas à son frère : « Rien n'est plus habile qu'une bonne conduite ? » Au lecteur de donner à cette phrase telle interprétation qui lui plaira... Devinant toute l'influence qu'elle étend déjà sur Louis XIV, elle veut se laisser désirer. Et encore, les lettres quotidiennes qu'elle a ordre d'écrire à l'impérieux monarque sauront-elles aviver les regrets de son éloignement, et faire plus, peut-être, pour son élévation qu'une présence même empreinte de toute la discrétion souhaitable !

ait dit, les panégyristes ou les détracteurs de la fondatrice de Saint-Cyr ont accumulé trop de preuves contradictoires, pour que le vieil axiome *adhuc sub judice lis est* ne soit pas de mise à son endroit. « Mme de Maintenon a écrit sous la dictée de la postérité (1)... » N'a-t-elle pas eu, elle-même, le soin de brûler la plus grande partie de la correspondance qui touche à la première période de sa vie ?...

Reportons-nous à 1675, date du premier voyage à Barèges. Une première séparation vient d'avoir lieu : le roi a pris congé de Mme de Montespan. Louis XIV prend plaisir à rencontrer Mme Scarron. Le roi a une affection particulière pour le duc du Maine ; Mme Scarron donne son affection entière au fils préféré du roi. Le roi éprouve une reconnaissance émue et bientôt agissante envers la gouvernante qu'un titre va bientôt parer (2).

Au conseil médical, on parle de Barèges : la nourrice du duc en est avertie par Mme de Montespan, *avant même que Mme Scarron n'en ait reçu confirmation officielle.* « ... J'attendrai le retour de Barèges : ce n'est pas que je sache si j'irai ou non, et je suis moins avertie que Ponta (3). » Quelques jours après, à l'abbé Gobelin : « Je crois que j'irai cet été à Barèges. » Le 18 février, elle est navrée : « Je crois que nous n'irons point à Barèges, dont je suis au désespoir. » Mais aussi quelle existence ! « La mère me brouille avec le roi ; son fils me réconcilie avec lui ; je ne suis pas deux jours de suite dans la même situation et je ne m'accoutume pas à cette vie, moi qui me croyais capable de m'habituer à tout (4). »

Les trois protagonistes de cette intrigue de Cour sont aux antipodes. Bourdaloue a prêché le carême sans nulle complaisance pour la conduite du roi : Louis XIV part pour l'armée ; Mme de Montespan s'exile à Clagny ; Mme de Maintenon gagne Barèges.

Les deux rivales se donnent ainsi un peu d'air et évitent une rupture impossible, du reste, puisque l'une d'elles, par ordre du même maître, élevait les enfants de l'autre.

Officiellement, leur amitié doit être intacte. « C'est que cette belle amitié de Quanto et de son amie qui voyage, est une véritable aversion, c'est une aigreur, c'est une antipathie, c'est du blanc, c'est du noir (5)... »

Est-il défendu de penser, après ces quelques notes, que Mme de Maintenon désirât aller à Barèges, au moins autant « pour elle » que pour son jeune élève ?...

---

(1) Selon G. MERLET, Mme de Maintenon est une énigme qui a composé ses lettres sous la dictée de la postérité. »

(2) En 1676, grâce aux 100.000 livres de gratification que le roi lui a données, Mme Scarron achète la terre de Maintenon, dont elle prend le titre.

(3) Valet de chambre du duc.

(4) *Mme de Maintenon*, par DE NOAILLES, tome I, page 486.

(5) *Correspondance générale de Mme de Sévigné.*

II

DÉTAILS COMPLÉMENTAIRES SUR LE VOYAGE ET LES VOYAGEURS.

Partir de Paris, traverser une grande partie de la France (800 km.), ne voyager que six heures par jour, pour ménager les forces du jeune duc, assurer le ravitaillement du convoi, préparer le « cantonnement » d'une vingtaine de personnes, monter chaque soir dans la chambre de la gouvernante deux lits qui seront démontés au départ le lendemain, s'occuper de l'entretien des carrosses et fourgons, du soin des chevaux... tout cela ne constitue pas petite affaire pour les voyageurs ni sinécure pour le personnel domestique !...

Bien que les enfants de Mme de Montespan ne fussent pas légitimés, ils avaient rang de prince, et une « maison », dès la naissance, leur était attachée. Gouvernante, aumônier, précepteur, médecin, officiers, femmes de chambre, domestiques et laquais, carrosses et fourgons pour les bagages, constituaient le grand équipage. Un de ces fourgons suivait, portant le lit du prince et celui de Mme de Maintenon. « On montait ces lits tous les soirs dans la même chambre, car elle voulait toujours avoir le petit prince sous ses yeux (1). »

Nous connaissons le duc et Mme de Maintenon ; qu'il nous soit permis de vous présenter leurs compagnons de route. L'abbé Daudin, « pauvre prêtre, brave homme de bien », avait pour mission, tous les matins, de dire la messe dans la chambre du petit malade. Souffrant de maux d'estomac, de saignements de nez, peu enclin à la conversation, l'abbé Daudin servait un peu de tête de Turc à toute la caravane. En 1687, pour le récompenser de ses services, sur les instances de Mme de Maintenon, le Père de la Chaise lui fit octroyer les bénéfices d'une abbaye.

Tout autre était l'abbé Le Ragcois, précepteur du duc. Chargé d'apprendre les belles-lettres à son jeune élève, il en éprouva toute satisfaction.

Ne voyons-nous pas, deux ans plus tard, Racine éditer les *Œuvres d'un auteur de sept ans*, préfacées par Mme de Maintenon et dédiées à Louis XIV ? « Le Rageois était le plus honnête et le meilleur homme du monde. »

Le caractère de Fagon a été trop souvent étudié pour que nous nous y arrêtions ici. Soulignons, seulement, que ce voyage à Barèges scella, entre Mme de Maintenon et le médecin de la Cour, une amitié qui ne devait jamais se démentir.

MM. Ferrarois, de Court, de la Porte, constituaient la petite mai-

---

(1) Mlle d'Aumale, *loc. cit.*

son militaire. Les comtes de Gramont et Tourangeon ne dépassèrent point Bagnères.

Nombreuse était la domesticité. « Vêtus de livrée isabelle, relevée de galons bleus et cramoisis » (1), les laquais Lutin, Ance, Des Aubiers, Valentin, sous la haute direction de Ponta, premier valet de chambre du duc, devaient être attentifs aux moindres désirs des voyageurs.

Pour Mme de Maintenon, Marotte, La Couture, Hénaut, Nanon, lui étaient particulièrement attachées. Nanon, dite Balbien, était la femme de chambre préférée de Mme de Maintenon. Par elle, plus tard, placets et requêtes seront présentés à l'épouse morganatique « et les princesses se trouvaient bien heureuses de l'embrasser quand elles la rencontraient (2). »

Pour rompre la monotonie du traitement, le duc reçut un jour la visite des consuls de Bagnères. Ceux-ci vinrent lui présenter « leurs devoirs » (3). Pour la Saint-Louis, une grande fête fut organisée. 150 hommes « ou davantage » seront choisis par les soins des consuls, armés de fusils, et feront feu à « l'endroit que mon dict seigneur a faict son dessin » (4).

Si Niort, Cognac, Bordeaux, etc., avaient réservé à nos illustres baigneurs des réceptions de choix, que dire des préparatifs que fit Bagnères pour fêter dignement « Monseigneur le prince du Maine comme si c'était la propre personne du Roy » (5) ? Ecoutez plutôt :

« L'an mil six cent septante cinq et le troisième juin, estant assemblés dans la maison de ville de Bagnères, Messieurs Caubous, Demont, Ducour, Théas, Rousse, Uzer, consuls, Messieurs Galiay, Grasset, Fresco, Arrodet, Paula, Piera, R. Grasset, Lanne, Bosc, Bourgella, Odie, Labat, Montpezat, Uzer,

« A esté représenté par les sieurs consulz qu'ils ont receu lettre de Monseigneur le maréchal d'Albret, gouverneur de province pour recevoir Monseigneur prince du Maine comme la propre personne du roy... »

... « Encore a esté délibéré que ceux des habitant de Baignères qui acisteront avec fusilz à l'entrée de mon dict seigneur le prince, que les messieurs et consulz un chascun des acistants a lad. entrée leur sera baillé demy carteron de poudre et le tout sera faict à frès commun. »

---

(1) *Mémoires du marquis de Sourches*, tome II, page 123.

(2) DE BOISLISLE, *Scarron et Françoise d'Aubigné* (1894).

(3) Archives de Bagnères Registre des délibérations des syndics et consuls. (Communiqué par M. GRENIER.)

(4) *Id.*

(5) Grâce à l'amitié qui m'unit à M. Grenier, professeur de philosophie au collège de Bagnères-de Bigorre et secrétaire de la Société Ramond, j'ai pu avoir communication du registre des délibérations des syndics (1675). Que mon très distingué collègue veuille bien trouver ici l'expression de mes meilleurs remerciements et de ma très vive gratitude. (R. M.)

9 juin 1675 : « ... A esté représenté par le sieur Caubous consul, il a esté à Tarbes à la direction et suivant la députation à lui baillée que aux sieurs Galiay et Bosc par délibération du troys courant, et le sieur Caubous y auront vacqué cinq jours et les sieurs Galiay et Bosc troys chascun d'iceulx, par raison desquelles journées seront un chascun payés suivant l'ordre des deniers communs de la ville.

« Encore a esté délibéré qu'il est baillé pouvoir aux sieurs consulz de louger les gardes qui arriveront en ville avet Monseigneur le prince comme lesd... sieurs consulz adviseront... »

12 juin 1675 : « ... Sur quoi a esté délibéré que les messieurs et consulz feront le choès de 10 hommes qu'ils oirront estre à faire pour aller en tens à Barèges pour garder la personne de Monseigneur le prince et leur sera payé à chascuns d'iceulx, setz soulz par jour lesquels seront prins des meilleures familles et des plus califiées de la ville et le tout remis à la conduite des sieurs consulz. »

21 juin 1675 : « ... Encore a esté délibéré par la dicte assemblée que les messieurs de Caubous consul et Dumoret sont députés d'aller rendre nos devoers dispars de la ville à Monseigneur le prince du Maine en Barèges et seront payés de leur journée à frès communs. »

7 juillet 1675 : « ... Encore a esté représenté par les sieurs consuls que les messieurs et députés qui ont veu et verifié les frès et dispanses quy sont esté faictes aux dragons quy estoeient lougés en ville, il cest monté la somme de quatre mille cinq cents quinze livres deux sous... »

8 juin 1677 : « ... A esté délibéré qu'il est baillé pouvoir aux dicts sieurs consuls de faire accomoder les baings de la presante ville et particulièrement le petit baing qu'il feret couvrir et metre en estat pour pouvoir estre tempéré... »

3 août 1677 : « ... Encore a esté délibéré qui les messieurs consuls feront acomoder le chemin du Poey (1) aux fins que le carrosse de Monseigneur prince du Maine y puisse passer. »

27 août 1677 : « A esté représenté par les sieurs consuls que sur la rivée de Monseigneur le duc du Maine de son retour de Barèges que les susdicts consuls ont esté à Gripe avet plusieurs autres habitants de Baignères à chepval, estant en nombre de 30 et qu'ils ont faict des frès tant pour la collation faicte au dit Gripe, soupé au retour, que poudre ou austre despance faicte. »

6 juin 1681 : « ... A esté délibéré par lassemblée que le sieur Galiay, consul, est député pour aller informer Monseigneur de Rocalaure (2) (Roquelaure), gouverneur de la province, des rebellions et insultes faictes sur sa personne estant en librée consullère et exé-

---

(1) Allées Maintenon actuelles.

(2) Une ordonnance du duc de Roquelaure datée du « onzième octobre mil six cent huictante un » fait allusion à ces troubles. (*Archives de Bagnères-de-Bigorre.*)

cutant les ordres du dict seigneur pour le lougement de monseigneur le duc du Maine et des gardes de sa suite... »

13 juillet 1681 : « ... Encore a esté délibéré que la somme de nonnante cinq livres dix huict soulz neuf deniers que le sieur Come a payé à Puyo hoste de Gripe, pour lentreprinse du chemin de Barège qu'il a compété a lad. ville à payer... »

III

ÉTAT DES BAINS DE BARÈGES EN 1675-1689.

Nous aurions peu de détails sur l'état des bains de Barèges à cette époque lointaine, si une heureuse fracture n'eût conduit dans nos montagnes Louvois, le « grand ministre à qui rien n'échappait ».

C'était en 1679, deux ans après le second séjour de notre petit malade, deux ans avant la troisième saison du « cher mignon ». Les détails sont donc d'une extrême précision.

Louvois écrivait beaucoup, et ses lettres, conservées aux archives de la guerre, ont été publiées par C. Rousset, à qui nous les empruntons :

Ces eaux sont merveilleuses et valent mieux qu'un mine d'or ; cependant elles sont dans un abandon scandaleux, et le bain exposé à être emporté tous les jours par un débordement de torrent, faute de dépenser 4 ou 500 écus pour l'en remettre à couvert. Ce bain ressemble plus à un caveau à serrer le bois qu'à autre chose. Il y a environ un pouce et demi d'eau qui sort par le tuyau qui donne dans le bain, et il s'en perd plus d'un pouce, faute de dépenser 50 écus et peut-être la moitié moins pour la rassembler. Les gens qui gouvernent ces eaux sont si bêtes qu'ils sont persuadés que si l'on y touchait, l'on en perdrait la source. Cependant il n'y a aucun hasard et je ne saurais croire qu'il coûtât mille pistoles pour faire deux beaux bassins au lieu de l'infâme qui y est, et je crois qu'autres mille pistoles feraient un bâtiment capable de donner le couvert à vingt officiers à la fois, lesquels sont obligés d'habiter dans des cabanes affreuses (1).

En tout cas, le ministre de Louis XIV fut guéri au point de « désirer danser le ballet en arrrivant à Versailles ». Mais il fut de Barèges à Bagnères à dos de mule, « ne pouvant se résoudre à se voir porter sur les épaules, comme les châsses que l'on porte aux processions ».

Le bain était donc une simple piscine mal fermée, où l'eau sulfurée coulait d'une certaine hauteur. On y prenait bain et douche, tout à la fois. Il n'y avait point de bain particulier. Au temps de Louvois, comme de nos jours, on suait beaucoup à la piscine : aussi, certains jours, le grand ministre dut se contenter du

(1) Dans une prochaine étude, nous verrons quand et comment les cabines particulières furent instituées.

« bain local ». « Je baigne ma jambe dans un vase de bois (1), qui tient environ trois seaux d'eau, moyennant quoi je demeure une heure dans le bain sans suer », car suer est quelque fois une ordonnance de la Guttère, mais il faut pour cela prendre médecine. Or, « si vous saviez ce que c'est que Barèges, vous ne croiriez pas qu'il y eût des apothicaires ; il n'y en a point plus près que Bagnères, qui est plus de 10 lieues d'ici, et M. de Nogent, qui veut suer dans le bain pendant deux ou trois jours, a été obligé d'envoyer chercher une médecine qu'il a prise aujourd'hui ».

Et cependant, par ordre, l'intendant Foucauld venait de dépenser 1.200 livres pour améliorer bains et chemins. Cependant des infiltrations d'eau fluviale venaient refroidir l'eau thermale. Aussi, en 1680, M. de Ris engagea 12.000 livres de dépenses pour séparer « les eaux froides des eaux chaudes » et envoya de Bordeaux un maître maçon et un habile fontainier (2).

Mais ces dépenses furent engagées sans l'assentiment du roi. Heureusement le maréchal de Créquy vint à Barèges, en 1684, pour une cure retentissante ; M. de Ris fut à couvert.

Quelque temps après, le bain de Barèges fut en régie. On payait 5 sols le bain. M. de La Boulaye, intendant d'Auch, taxa le bain à 12 sols (3).

IV

QUE PENSAIT Mme DE MONTESPAN DE CETTE CURE DE BARÈGES ?

Les lettres de Mme de Montespan concernant cet important épisode de la vie de son fils sont extrêmement rares. Accordons les circonstances atténuantes : ses lettres se seront sans doute égarées ! « J'ai bien de la joie que les remèdes se passent si doucement ; ils feront espérer qu'ils feront du bien, puisqu'ils commencent à ne pas faire de mal. »

Mme de Montespan n'avait pas une foi aveugle en la vertu des eaux.

V

AUTRE MALADIE DU DUC. — LETTRE DU DUC DU MAINE AU DUC DE VENDOME.

Clagny, le 8 octobre 1694.

« Comme je ne doute point, Monsieur, de la sincérité de l'amitié que vous avez pour moi, je crois devoir vous rendre compte d'une in-

(1) L'usage des bains locaux s'est continué de nos jours.

(2) Correspondance des Intendants de Bordeaux, 1678 à 1738, mss. des Archives nationales (G. 7, 132). Ces réparations ne furent terminées qu'en 1681. Allant d'Argelès à Barèges, le lieutenant civil, qui allait vérifier l'état des travaux, faillit être assassiné par le sieur Miramont.

(3) Lettre de Mme de G..., de Langres, 1787.

commodité que j'ai eue qui aurait pu vous alarmer et. dont, Dieu mercy, je suis actuellement guéri. C'était un abcès directement sur le canal de l'urine, où le séjour de la matière aurait causé de très fâcheuses suites ; mais il a percé tout seul, dont les chirurgiens ont été bien aises, et il n'y paraît quasi plus. Le Roy, qui est à Fontainebleau, m'a témoigné dans cette occasion bien de l'amitié par son inquiétude. »

Cet abcès n'a aucune relation avec les abcès périanaux que nous avons étudiés au cours de la discussion du diagnostic (1).

VII

UNE BOUTADE DU DUC.

Le duc était d'une excessive prodigalité ; son écuyer venant lui dire qu'il n'y avait plus de fourrage : « Eh bien ! s'écria-t-il, qu'on donne des poulardes à mes chevaux ! » (2).

VII.

NANON BABBIEN OU BALBIEN, DOMESTIQUE PRÉFÉRÉE DE Mme DE MAINTENON.

« A ce propos, je dois vous parler de Nanon Babbien, cette servante de Mme de Maintenon qui, sur les derniers temps du règne de Louis XIV, gouvernait en despote celle qui gouvernait le monarque et le royaume, se trouvait par contre-coup être en quelque façon la vraie Reine de France. »

« C'est Mme de Maintenon, dit Lemontey, qui régnait par le ministère de Voisin, son homme d'affaires qu'elle avait fait chancelier et secrétaire d'État de la guerre. Mais la favorite qui gouvernait alors si despotiquement la France et le monarque était alors assez rudement gouvernée par Nanon Babien, vieille servante qu'elle avait conservée du ménage Scarron et qui par la force de l'habitude et des soins domestiques, avait pris sur elle un irrésistible ascendant. Cette fille grossière, avide, inabordable, était recherchée par les plus grands seigneurs. On a su que la nomination de la duchesse de Lude à la place de dame d'honneur de la Dauphine, qui viola tant de promesses et surprit si fort la Cour, avait été négociée avec elle par l'entremise d'une autre vieille servante, moyennant 60.000 fr. J'ai bien cherché, ajoute ironiquement Lemontey, si à cette époque du grand règne il n'avait pas existé en France d'autre pouvoir encore supérieur, mais j'avoue qu'il n'a pas été possible de monter plus haut que Nanon Babbien. » (*Curiosités historiques*, p. 114.)

---

(1) Delort, *Mes voyages aux environs de Paris*, t. II, pages 100 et 102.

(2) *Id.*, *ibid.*

VIII

MONSIEUR LE RAGEOIS.

M. Le Rageois, précepteur du jeune Duc, composa pour lui une *Instruction sur l'Histoire de France et Romaine*, un *Abrégé de géographie*, *Proverbes ou sentences tirées des plus excellents auteurs Latins, Espagnols et Italiens*, *Recueil de bons mots et pensées choisies des auteurs Anciens et Modernes*, un *Abrégé de l'Histoire Poëtique*, un *Abrégé des Métamorphoses d'Ovide*, dédié à Son Altesse sérénissime Mgr L. A. de Bourbon, Duc du Maine, Prince souverain de Dombes, Duc d'Aumale, Comte d'Eu, Pair de France, Commandeur des Ordres du Roi, Lieutenant général des Armées de Sa Majesté, Colonel général des Suisses et Grisons, Gouverneur et Lieutenant général du Languedoc, Grand Maître et capitaine général de l'artillerie de France, etc. — (Bibl. du Dr R. M.).

BIBLIOGRAPHIE

Aumale (Mlle d') : *Souvenirs sur Mme de Maintenon*, B. N., 3 vol., Ln^{27} 49172.

1834 Ballard : *Eaux thermales de Barèges*, 1834, B. N., T^{e} 163279.

Barine (Arvède) : *Princesses et Grandes Dames*, B. N., G. 6338.

1911 Beraldi (H.) : *Le Passé du Pyrénéisme*, B. N., LK^{1} 331.

1898-1905 H. Beraldi : *Cent ans aux Pyrénées*, L^{19} *bis* 27.

1894 Boislisle (de) : *Scarron et Fr. d'Aubigné*, 1894.

1750 Bordeu (de) : *Journal de Barèges*, 1750, 3 vol. B. N.

1825 Boulinière (La) : *Guide descriptif aux Pyrénées*, B. N., L^{26} 30.

1902 Bourriot : *Historique des Eaux de Barèges*, thèse Toulouse, 1902.

1916 Cabanès : *Une Allemande à la Cour de France*, 1916 ; *Le Cabinet secret de l'Histoire.*

1917 Cardaillac (de) : *Etude sur Mme de Maintenon* (en préparation).

Chausenque (de) : *Voyage dans les Pyrénées*, 1834-1854, B. N.

1834 Chardon : *Scarron inconnu*, B. N., Ln^{27} 50432 ; B. N., L^{30} 36.

Clément, Pierre : *Mme de Montespan*, B. N , Lb^{37} 4529.

1888 Colombey : *Ruelles, Salons et Cabarets*, 1888, B. N., Li^{5} 34 A.

Correspondance du Duc du Maine, Œuvres d'un auteur de sept ans, éditée par Jean Racine.

Correspondance du Duc du Maine, Archives Nat., K 121, n° 14, K 604.

1698 Correspondance des Intendants de Bordeaux, B. N., Mss., année 1698, pages 120 et suivantes.

1684 Correspondance des Intendants de la généralité de Bordeaux, année 1684, Archives Nat., série H.

1709 *Id.*, rapport de M. de Lamoignon de Courson sur les eaux de Barèges, Archives Nat., K 122-135, n° 1, L 7.

Dangeau : *Journal de la santé du Roy*, B. N., t. XIII.

Delort : *Mes voyages aux environs de Paris*, t. II.

Delpy : Art. sur *Barèges*, in *Dictionnaire des Sciences médicales.*

1788 Dussaulx : *Voyage à Barèges*, B. N , L^{7}K, 774.

1836 Echo des Vallées : *Journal de Bagnères* (de 1836 à 1883), B. N., Journaux, 1170.

Feuillet de Conches : *Causeries d'un curieux*, 4 vol., B. N., 48914-17.

1750 Garrelon (Isaac) : *Essai sur les Eaux de Barèges*, Bibl. de la Ville de Toulouse.

Geffroy : *Mme de Maintenon*, 2 vol., B. N., Ln27 36776.

1915 Grenier (R.-L.-G.) : *Bulletin du cinquantenaire de la Société Ramond*, 1915 : *La Rochefoucauld à Barèges.*

1819 *Guide du voyageur aux Bains de Bagnères et Barèges*, B. N.

1659 Guttère (de la) : *Lettre à Mlle de Semur. Les bons effets des Eaux de Bagnères*, B. N., T^{c} 163198.

1787 G. (Mlle de), de Langres : *Sur Barèges*, B. N., LK^{7} 775.
Lassay : *Recueil de différentes choses.*
Lemoine (J.) et A. Lichtenberger : *Trois familiers du Grand Condé, le P. Texier*, B. N., Ln^{4} 123.
1753 Le Rageois : *Instruction sur l'Histoire de France et Romaine* (Nouvelle Edition). Bibl. du Dr R. M.
1785 Lerouge (Dom) : *Passe-temps agréables aux Eaux thermales de Bagnères et Barèges*, B. N., L^{18}C 408.
Lichtenberger (A.) : *De la Vallière à Montespan.*
Maintenon (Mme de) : *Correspondance générale*, 4 vol., 14, par Ch. Lavallée, B. N., Lb^{37} 4549.
Maréchal de Bièvre (Cte) : *Maréchal, chirurgien de Louis XIV.*
1888 Morillot : *Paul Scarron*, B. N., Ln^{27} 37674
Mornet : *Un voyage inédit aux Pyrénées en 1765* (Bibl. du Dr Cabanès).
Narbonne (P.) : *Journal des règnes de Louis XIV et Louis XV*, annoté par J. A. Le Roy, B. N., La$^{20-50}$ 27.
Noailles (Duc de) : *Histoire de Mme de Maintenon.*
1789 Picqué : *Voyage à Barèges*, B. N., L^{30} 27 C.
Piépape (Général de) : *La Reine de Sceaux : Mme la Duchesse du Maine.*
Redoul : *Ramond*, éd. de la *Revue des lettres et arts*, Nice.
Rousset (Camille) : *Hist. de Louvois*, 4 vol., B. N., 13023.
1913 Rouzaud : *Barèges à la fin du XVIIIe siècle*, in *Rev. des Pyrénées*, 1913, pages 67 et suivantes.
1827-1829 Samazeuilh : *Souvenir des Pyrénées*, Imp. Noubel, Agen.
Scarron : Œuvres, in-8°, B. N., Z 17001 (Amsterdam).
1789 Saint-Amans (de) : *Fragments d'un voyage sentimental dans les Pyrénées*, Metz, B. N., L^{30} 69.
Saint-Simon : *Mémoires*, édit. des *Grands Écrivains français*, annotations de de Boislisle, B. N., t. XXI.
Sainte-Beuve : *Causeries du Lundi. Ramond, peintre des Pyrénées.*
Sourches (Marquis de) : *Mémoires*, B. N., Lb^{37} 220 *bis.*
— *Tables*, par Léon Lecestre, —
1858 Soutras : *Les Pyrénées illustrées.*
1913 Suberbie : *A propos de Mme de Maintenon*, in *Bulletin de la Société Ramond-Bagnères-de-Bigorre*, nos 3, 4, 1913.
1893 Tamisey de la Roque : *Lettres inédites de Ramond*, in *Rev. des Pyrénées*, Privat, édit., Toulouse, t. V, 1893.

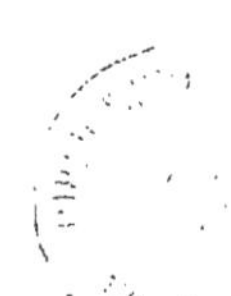

TABLE DES MATIÈRES

TABLE DES GRAVURES

Poitiers. — Société française d'Imprimerie.

www.ingramcontent.com/pod-product-compliance
Ingram Content Group UK Ltd.
Pitfield, Milton Keynes, MK11 3LW, UK
UKHW020345220726
13923UKWH00004B/1561